Los que curan a los locos

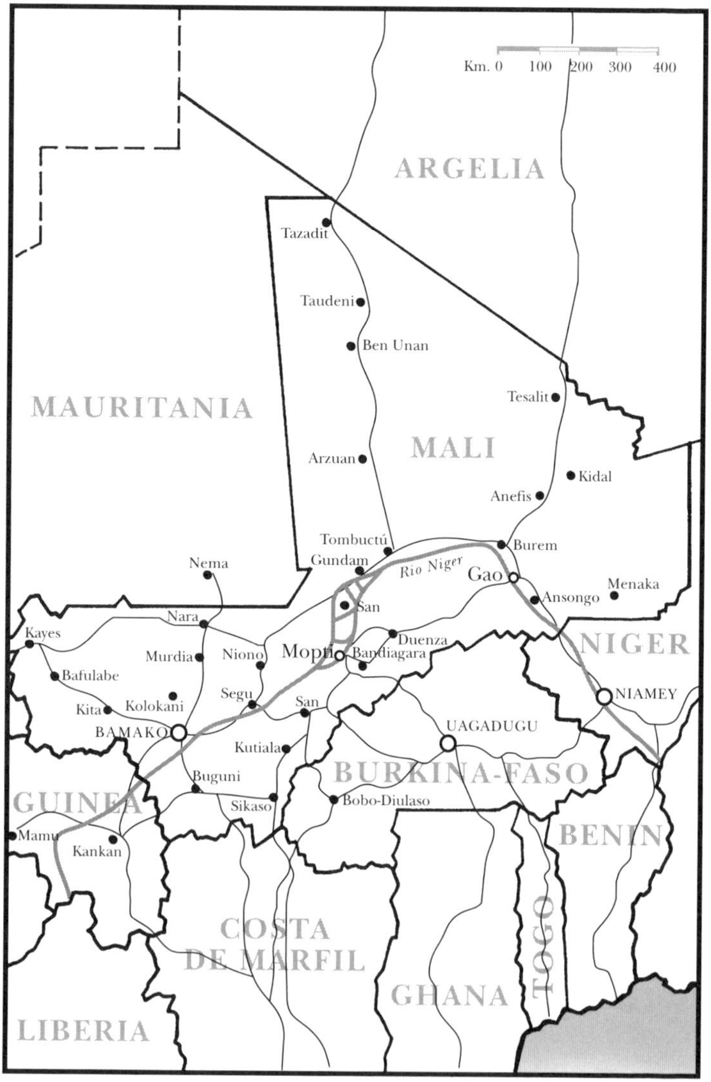

Km. 0 100 200 300 400
ARGELIA
MAURITANIA
MALI
NIGER
BURKINA-FASO
GUINEA
COSTA DE MARFIL
GHANA
TOGO
BENIN
LIBERIA
Tazadit
Taudeni
Ben Unan
Tesalit
Arzuan
Kidal
Anefis
Tombuctú
Burem
Gundam
Rio Niger
Gao
Nema
Menaka
Ansongo
San
Nara
Kayes
Duenza
Murdia
Niono
Mopti
Bandiagara
Bafulabe
Segu
Kolokani
Kita
San
BAMAKO
NIAMEY
UAGADUGU
Kutiala
Buguni
Sikaso
Bobo-Diulaso
Mamu
Kankan

Piero Coppo

Los que curan a los locos

Historias de la meseta dogon

FOTOGRAFÍAS DE ALBERT ROMERO

TRADUCCIÓN DE MARCO AURELIO GALMARINI

EDICIONES PENÍNSULA

BARCELONA

Título de la edición original italiana:
Guaritori di follia

Primera edición: mayo de 1998.

Peu de la Creu 4, 08001-Barcelona.
e-mail: edicions-62 @ bcn.servicom.es
internet: http://www. partal. com/Ed62

Diseño de la cubierta: Llorenç Marquès.
Ilustración de la cubierta: Sesión terapéutica de Kasselem Sagara:
el paciente baila, poseído por los espíritus que han venido a habitarlo.
(Badia, 1978. *Fotografía de Albert Romero*)

Impreso en Limpergraf s.l., Carrer del Riu 17, Nave 3, Ripollet.
Depòsit legal: B. 20.059-1998.
ISBN: 84-8307-121-5.

A mis padres,
a mis hijos

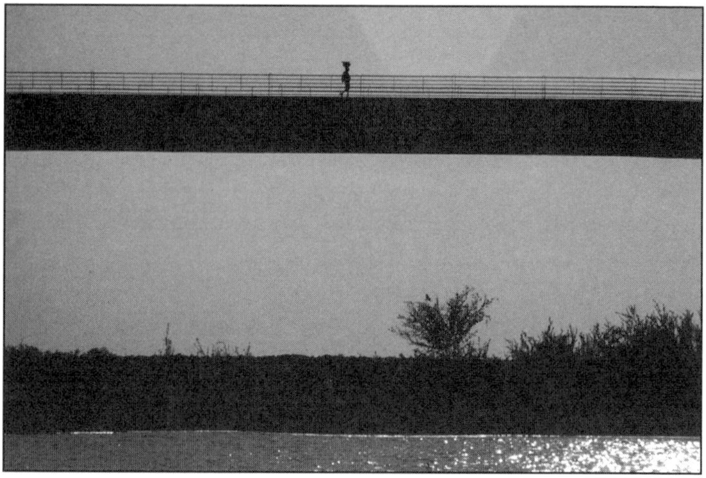

Puente sobre el río Bani, entre Segú y San

Contenido

ILUSTRACIONES

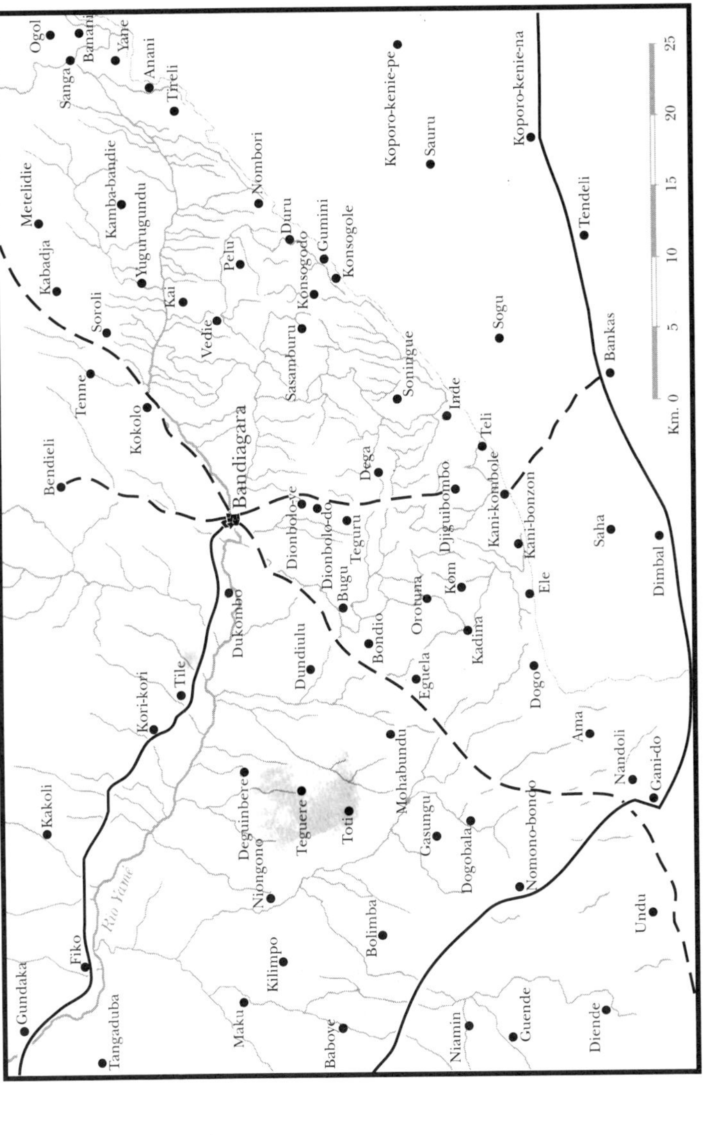

Mapa de la región de Bandiagara, en la estación húmeda

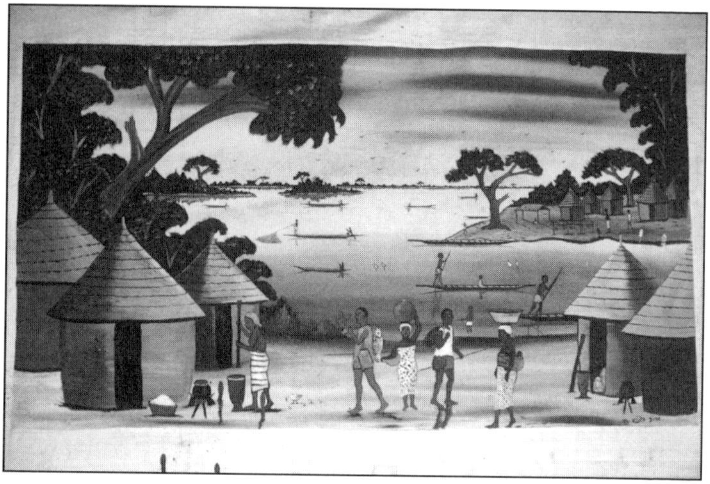

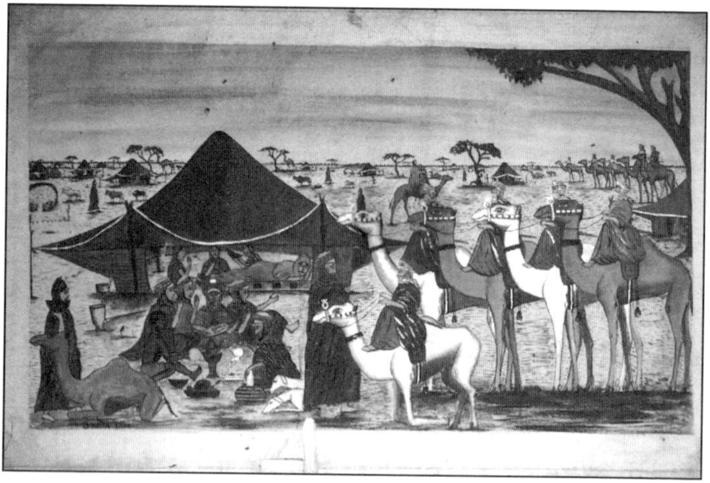

La cultura del río, la cultura del desierto:
pinturas de B. Koïta, artista naïf

Advertencia

Comencé a escribir este libro un año después de haberme marchado de Mali. No resultaba difícil: los pensamientos y los recuerdos afluían espontáneamente a torrentes; bastaba con escogerlos y ordenarlos.

Así, lo que ha quedado sobre el papel es una pequeña parte de lo depositado en la memoria, en apuntes dispersos y diarios, o bien registrado en sonidos e imágenes.

Con el relato de los cinco días que precedieron a la partida, en cierto modo he culminado mi distanciamiento de aquel mundo.

Hoy veo con claridad que ya el primer encuentro con la meseta y su gente, en 1977, y sobre todo mi encuentro con Sagara Kasselem, curandero de «locura», contenían desde el comienzo un destino explícito e ineludible. Por un lado, se nutría del vigor, para mí, de la mezcla de intereses intelectuales, adhesión afectiva y apertura de los sentidos, poderosa combinación marcada por una cualidad a la que era imposible sustraerse: la integridad. Por otro lado, encontraba ecos y correspondencias externas. En aquellos años la cooperación con el desarrollo buscaba enfoques sensibles a las especificidades culturales y proponía tecnologías adecuadas. La antropología entraba en el campo de la medicina y el arte de los curanderos se afianzaba, en África, como un recurso disponible por doquier, a menudo eficaz, accesible y familiar. En algunos países, como en Mali, el Ministerio de Sanidad disponía de estructuras dedicadas a estudiar y revaluar el sistema de cura tradicional.

Además, por entonces la crítica epistemológica corroía las frágiles certezas de la medicina y de la psiquiatría. Se afirmaba el interés por otros sistemas de pensamiento y de cura, mientras que la cuestión relativa a la variación y la invariancia de la estructura psicológica y de los fenómenos psicopatológicos cobraba al mismo tiempo actualidad y urgencia. Finalmente, una vez superada la necesidad de una sistematización jerárquica de las diferencias gracias al proceso de crítica de los valores dominantes en la década de los años setenta, fue posible explorar libremente la diversidad y describir sus riquezas y originalidades.

El conjunto de estas competencias hizo que el encuentro con el anciano curandero de la meseta superase ampliamente los ya extensos confines de la experiencia íntima e individual. La convergencia de intereses de la División de Medicina Tradicional del Instituto Nacional de Investigaciones en Salud Pública de Mali, de la Dirección General de Cooperación en el Desarrollo del Ministerio de Asuntos Exteriores y del Instituto de Psicología del Consejo Nacional de Investigaciones de Italia produjo un programa de cooperación técnica para la introducción de la medicina tradicional en los sistemas sanitarios básicos. En 1984 volví a Mali para el estudio de factibilidad y entre 1986 y 1990 recibí el encargo de coordinar en Bandiagara el nutrido grupo internacional y multidisciplinario de los técnicos que habían de llevarlo a cabo.

Fue así como nació el Centro de Medicina Tradicional de Bandiagara. Su objetivo era estudiar, evaluar y organizar el sistema de cura tradicional, así como promover modelos de articulación con las estructuras sanitarias en sectores que se consideraban prioritarios. En particular, estudiaría los aspectos simbólicos de la cura. Para eso se requería competencia en antropología, psicología y psiquiatría.

Al volver a pensar hoy en el recorrido que ha llevado al Centro de Bandiagara a convertirse en una institución de fama internacional, revivo las turbulencias y las pasiones que caracterizaron su historia: momentos de gran tensión afectiva e intelectual, de intensos encuentros y fuertes discusiones, de salud y enfermedad, de comunión y soledad, de comunicación y silencio. Vivo con emoción su recuerdo, aun cuando hoy tenga claro que todo aquello ha quedado muy lejos, a pesar de que el Centro de Bandiagara sigue en pie y trabajando, que mi casa en Bandiagara continúa viva y habitada y que las relaciones con algunos—pocos—de los compañeros de entonces mantienen su vivacidad y evolucionan constantemente.

Este distanciamiento, que es casi un resultado terapéutico, también se lo debo a este libro, junto con el placer que he hallado en su redacción.

Por otra parte, espero que el libro sirva al lector para conocer un fragmento de África, más allá de las generalizaciones superficiales o de los estudios demasiado especializados y doctos que a menudo ocultan la complejidad en transformación de aquel mundo.

Y espero también que, a través del texto, el lector pueda aprehender el tema de fondo del trabajo de aquellos años, a saber, el del encuentro con el otro y el esfuerzo necesario para conocerlo más allá de estereotipos y miedos. No sólo esfuerzo de técnicos e investigadores procedentes de disciplinas, países y situaciones distintos, sino también de la gente que nos acogía en las aldeas y en los campamentos. Acoger y abrirse: a menudo la tensión comunicativa, bidireccional, salvó la distancia que creaban las diferencias de censo, de cultura y de raza.

Por respeto a aquel mundo y por agradecimiento a quien, con gran generosidad, nos abrió sus puertas, he tratado de ajustarme lo máximo posible a la realidad que he vivido: lo que escribo corresponde a hechos o a informes de primera mano. En el segundo capítulo y en el quinto he reproducido con la mayor fidelidad posible tiempos y modos del estilo de narración africano, en que la palabra, con sus continuas remisiones y regresos, va tejiendo la tela de la historia.

Pero aunque en el texto no hay *fiction* ni falsificación, hay, en cambio, omisiones. Habría sido materialmente imposible cubrir el abanico entero de lo vivido, y quedan todavía nudos no resueltos acerca de los que hoy es imposible hablar sin tergiversar y banalizar lo que ha sucedido. Finalmente, hay cosas de las que siempre es difícil hablar y más aún escribir.

En un glosario que se incluye al final del texto se traduce e interpreta los términos y expresiones no castellanos que aparecen con más frecuencia. Dada la incertidumbre que todavía campea en la escritura de muchas lenguas africanas, se ha empleado la grafía corriente en Mali, sin referencia particular a uno u otro de los sistemas de escritura formalizados en los múltiples opúsculos o textos en circulación. El lector debe tener en cuenta que esta grafía es fruto, en buena medida, de la colonización francesa; por lo tanto, formas como *Kansaye* o *Allaye* se leen «Kansái» y «Allái», y en términos generales los topónimos se pronuncian acentuando su última sílaba.

Por último, me resulta imposible citar a todos aquellos que de una u otra manera han hecho posible este trabajo. Aunque no encuentren aquí su nombre, sepan que no los he olvidado y que estoy agradecido a todos y a cada uno de ellos.

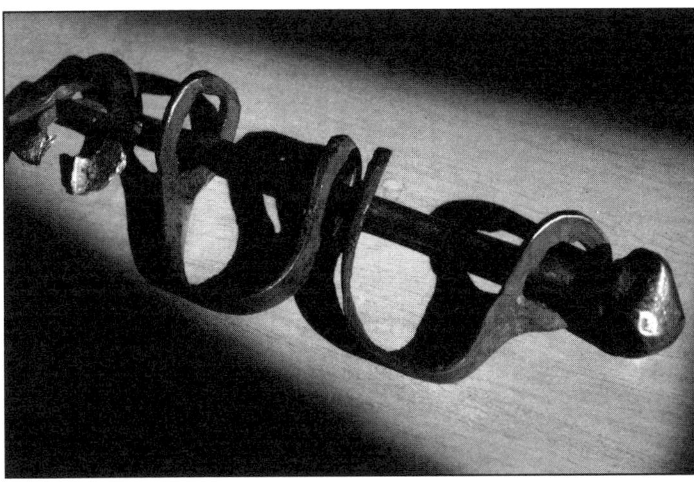

Grilletes de contención, rotos: el antiguo instrumento para retener a los esclavos, reutilizado ahora con los locos

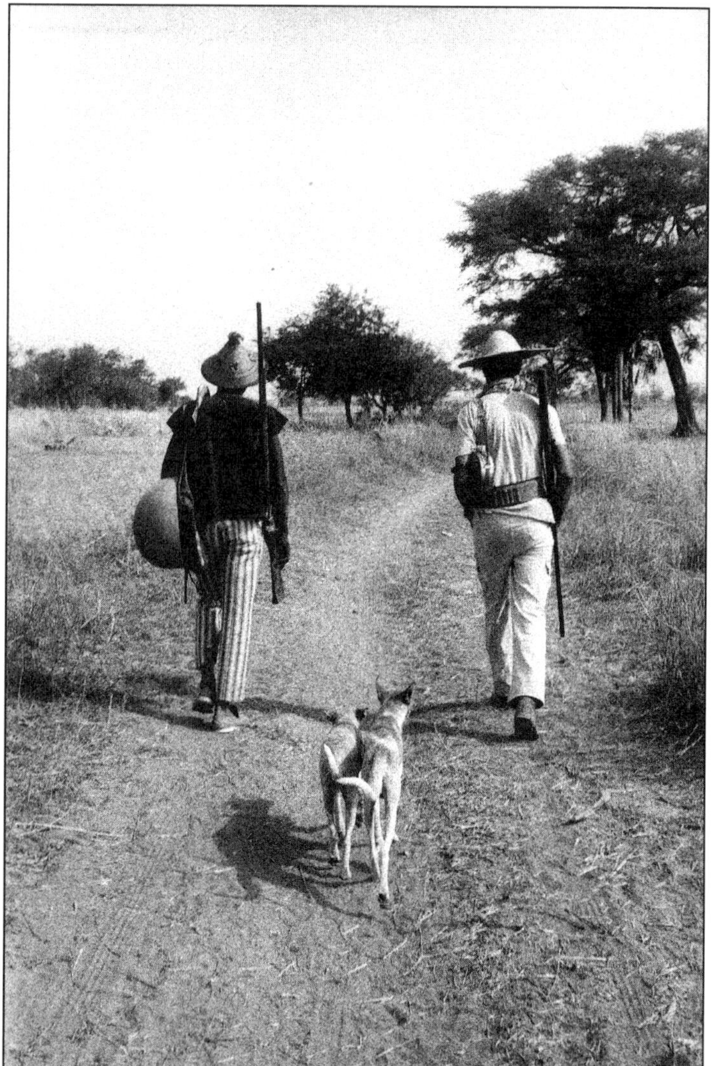

Allaye Sagara, curandero de locos, y Piero Coppo, neuropsiquiatra, de caza, seguidos por dos perros y un fotógrafo

Prólogo en forma de despedida

Piedras grandes, oscuras, pulidas por el viento. Formas redondeadas: nubes, animales y cuerpos. Apenas apoyadas, una a resguardo de la otra, sobre una piedra similar, pero mucho más grande: la colina en que me encuentro. Emerge del terreno arenoso, dibujado en arcilla por el camino rojo, en tierra batida por los angostos senderos y por las lindes de los campos cultivados.

Desde lo alto, si se siguen los raros árboles verdes, se distinguen claramente los cursos de las aguas subterráneas. La mirada no alcanza otras huellas de presencia humana en todo el horizonte. Colinas oscuras, cuyas faldas albergan mechones de verde intenso en sus depresiones verticales, rompen la extensión continua de la meseta.

La mano roza la roca y descubre su áspera superficie: minúsculos guijarros claros incluidos en la materia negra. Allí donde el viento y el agua han excavado, dejando pequeñas cuencas, queda, en el fondo, una sutil capa de arena que el viento ha llevado hasta allí. Hay valles, montañas y extensiones arenosas; miniaturas de los paisajes que se ven desde el avión cuando sobrevuela la región.

He venido, antes de partir, a saludar este lugar, como ya he hecho con otros, pocos, a los que reconocí de inmediato y visité con frecuencia en el curso de estos años. Desde aquí, desde la «montaña sagrada», se ve, lejos hacia el sur, la mancha compacta que acompaña al *Yamé*, el torrente más grande de la meseta: se interrumpe bruscamente donde el curso de agua penetra en el valle estrecho y profundo, excavado en la roca de reflejos metálicos y que corta tortuosamente el borde de la meseta hacia la llanura. Detrás, y mucho más lejos, se recorta contra el cielo el perfil irregular de las montañas de Deguimberé. Allí fue donde al-Hajj Umar Tall, tras haber dejado libres a sus lugartenientes, prefirió la gruta donde se había refugiado antes que rendirse al enemigo.[1]

Más al oeste, el gran perfil de una colina rocosa domina la explanada donde los pastores peul han construido cabañas de paja. Me imagino la aldea, hasta pocos días antes llena de voces, rumores y balidos, hoy sólo recorrida por el viento. Los pastos y las aguas se han terminado y el grupo se ha trasladado al valle, no sin antes cerrar con esteras y ramas de espinos el acceso a las cabañas, hasta la próxima estación de las lluvias.

Un cuervo vuela sobre el viento y pasa rozando la roca allí donde, de golpe, se precipita hacia los campos de los que ya se ha recogido el mijo. Conozco la gruta baja, en la falda de la colina, con los dibujos rojos y blancos de los circuncisos. Se accede con dificultad, por una senda angosta y escarpada donde viven los *kundu*, esas marmotas de buena carne. Me complace que no la conozca ningún turista, contrariamente a lo que ocurre con las famosas grutas de una aldea poco lejana. El sol se pone y el cielo transparente, salpicado de nubecillas, cambia permanentemente de luz y de color.

En una fisura de la roca, no muy lejos de mi mano, aparece un ratón. Grandes ojos negros relucientes, brillante capa plateada, nariz y labios extremadamente movedizos, erizados de pelos largos y vibrantes. Avanza unos pasos, olfateando el aire, y se detiene, tieso, al acecho.

Por unos instantes miro alternativamente el sol, ya sobre el filo de la montaña de los pastores, y el animal inmóvil. Luego me levanto; y tras un instante de vacilación, mientras el ratón desaparece de repente en la oscuridad de la fisura, me pongo en camino, cuesta abajo por la falda de la colina.

1. La historia de al-Hajj Umar Tall se cuenta en el capítulo 2.

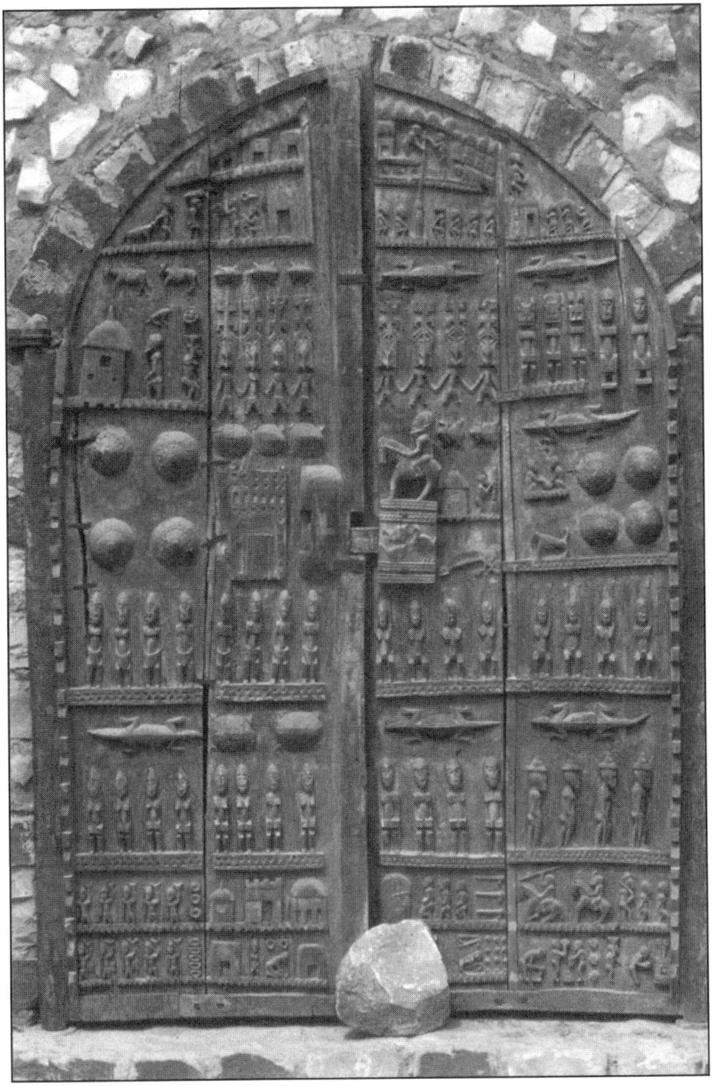

Puerta del Centro de Medicina Tradicional

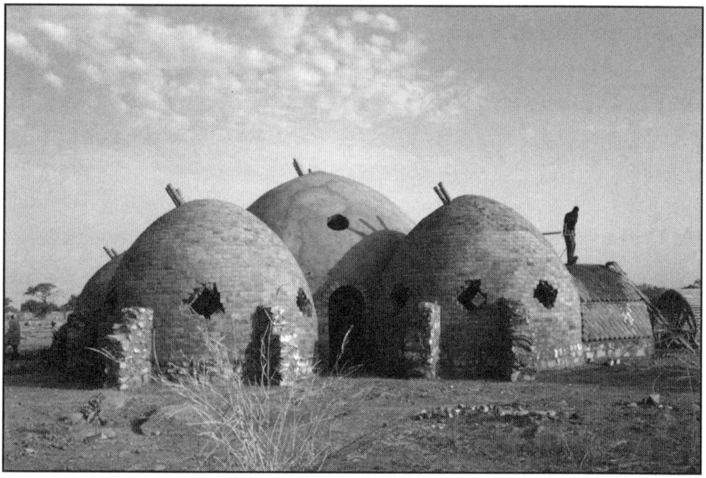

Vista parcial del Centro de Medicina Tradicional

I.

Curanderos, adivinos, médicos

PATRICE, ARREGLAHUESOS

Ha oscurecido ya cuando llego a las primeras casas de Bandiagara.

El viejo baobab próximo a mi casa tiene la piel gris y rugosa del elefante. En su base, el tronco se ramifica en raíces que se hunden como tentáculos en el suelo arenoso. Sin hojas, parece precipitado y clavado en tierra: cabeza abajo, las raíces hacia el cielo.

Cinco cúpulas de piedra y ladrillos dispuestas en forma de ele delimitan un pequeño jardín cuyo verdor contrasta con el árido amarillo de los campos circundantes. Bajo los tejados de paja y bambú, las camas hechas, encerradas en mosquiteros; la mesa puesta, la cena. En las habitaciones reina la confusión previa a cualquier partida. Maletas cerradas y abiertas, libros, papeles, cuadernos, casetes de música y vídeos, ropas, ruedas de recambio, recipientes, cuerdas y utensilios mecánicos, medicinas, estatuillas de madera y brazaletes de piedra, regalos para que no olvide a la gente de la meseta.

El curandero arreglahuesos está sentado en un rincón del jardín, justo en el límite del círculo de luz que proyecta la lámpara de petróleo. Ha llegado antes de la salida del sol, me explica Bologo, la mujer que cocina, mantiene limpia la casa y lava la ropa personal y la ropa blanca. Ha esperado porque tiene una cosa importante que decirme. Desde la sombra saluda la voz trémula y un poco aflautada de Patrice (nombre cristiano). Forma parte de la familia de curanderos de fracturas y luxaciones de la meseta, los Guindo de Anakanda. Incluso los médicos del hospital (donde no hay radiología ni yeso) se dirigen a él cuando llegan pacientes fracturados. Patrice reduce las fracturas tras palpar cuidadosamente los huesos bajo la piel, e inmoviliza el miembro roto con estacas de bambú y tiras de algodón.

Va al barrio animista de Anakanda (donde las mujeres tienen que andar descalzas) a coger del viejo tío la pomada negra para esparcir sobre la fractura en caso de que la piel esté herida o infectada. Únicamente el tío, el más anciano de la familia, conoce el secreto de su composición.

Patrice me mira con expresión interrogante. Alto y flaco, se cimbrea bajo la túnica oscura, remendada y sucia, como si estuviera a punto de levantar el vuelo. Padece una extraña enfermedad, que le ataca en forma de crisis y que aquí la gente no sabe cómo llamar: ¿es *diède*, viento, *tibu sugu*, la enfermedad que le hace a uno desplomarse como piedra, *gozu numo*, cuerpo caliente? Patrice es curandero y no está dicho que lo que a él le sucede sea como lo que les sucede a los demás.

Hay algo que le preocupa. ¿Qué hace un blanco en lo más profundo del bosque y solo? ¿Por qué no le acompañan el conductor y el intérprete? Mira el saco de cuero que al entrar he dejado en el suelo, junto a la cama. Está vacío; no hay dentro hierbas ni los habituales instrumentos de trabajo que, dada su desoladora incapacidad para recordar, usan cotidianamente los blancos: cuaderno, grabadora, cámara fotográfica. ¿Entonces? Al oscurecer y de noche, el bosque es territorio de los espíritus. ¿Hasta qué punto sabe esto el blanco? ¿Hasta qué punto puede saberlo?

Patrice, como mucha gente de la meseta, ha abrazado una religión monoteísta. Es difícil conciliar creencias tradicionales y vida moderna. Cada estirpe tenía sus fetiches; pasar de una a otra implicaba largos rituales de protección y de conciliación. El aumento de la movilidad y la extensión del comercio producen tiempos y modos incompatibles con la tradición. Para ganar libertad y ponerse al día, se puede elegir entre el islam y el cristianismo. El primero, antiguo enemigo, prohíbe el alcohol—que propicia el éxtasis—y la buena carne del facoquero.

Patrice ha escogido el cristianismo, más tolerante, que celebra las fiestas con música, danzas y abundantes libaciones de *kondjo*, la cerveza de mijo. Pero no ha olvidado qué vive en los árboles, las rocas, las cavernas, los campos y, sobre todo, en el agua del bosque. Conoce el sentido de los susurros, los murmullos, los soplos de viento, los temporales imprevistos, los chaparrones, los borboteos. Sabe que el terreno sin cultivar es el lugar de la fuerza, pero también del peligro; mientras que los campos cultivados, las aldeas ordenadas en calles, patios, barrios, templos y altares y recorridos por la densa red de la palabra (que continuamente teje y refuerza la trama de la comunidad humana) resguardan de las fuerzas no domesticadas.

Mientras se estira los pocos pelos de la barba gris con aire pensativo, Patrice dice que el viejo adivino ha preparado el terreno para el zorro. Mañana, antes del alba, leerá el oráculo.

Allí estaré; y le invito a cenar. Lo agradece, pero preferiría beber una cerveza. Mientras Bologo coge de la nevera de butano una botella de Somalibó, la cerveza que se fabrica en la cervecería de la capital, le digo de pronto, como para calmar su inquietud: «¡Ah, Patrice, *nama kolo*!».

No hay carne en el bosque, no hay caza. Así se suele comentar una cacería desgraciada.

Desde la penumbra, Patrice ríe con ganas.

«¡*Ogulu nama be djobia*! Los animales del bosque se han escapado, ¡todos!», responde, siguiendo el juego. El viejo recuerda otro mundo. Cuando era pequeño, durante ocho meses al año la tierra no llegaba a secarse nunca; el bosque era denso y estaba poblado por los espíritus y por sus rebaños, los animales salvajes; mucho menos, por hombres. Por ejemplo, no existían las aldeas de Tabagolo, Djombolokanda, Yawakanda, Golokanda, Tibikanda, Oudassay, que ahora rodean Bandiagara.

Pienso en la inscripción en el muro de una casa del camino que sube a la meseta: «Delante del hombre, el bosque; detrás, el desierto».

AMBAKENE Y EL ZORRO

«¡Zorro, salud por tu ir y venir; mañana y noche seguimos tus delicadas huellas; gracias por la ligereza de tu paso; dinos quién morirá y quién curará; saldremos para cultivar el mijo en el bosque; dinos si lo recogeremos maduro!».[2]

El viejo Ambakene, acurrucado, señala a la fría luz del amanecer los fragmentos de vasija que el zorro ha desordenado en busca de los cacahuetes escondidos el día anterior, al anochecer.

«¡Zorro, quienes han venido a interrogarte saludan tu ir y venir!».

Y el viejo indica el cuenco donde el zorro ha bebido el agua que le había servido. Puesto que ha venido por la noche, ha aceptado las ofrendas. Ha caminado sobre el tablero geomántico que ayer al anochecer dibujó el viejo con el índice sobre la arena aplanada por el tronco pulido, donde montoncillos de arena fina escurrida del puño han trazado relieves y formas geométricas. A su paso, el zorro ha derribado los tallos de mijo que se habían clavado para señalar los puntos cruciales del recorrido adivinatorio: casas y signos que indican el cielo, la boca, la tumba, el sudario de los muertos, el plato, la estera, el sexo... Ha trastocado figuras y relieves y ha dejado nítidas improntas por doquier.

Ambakene sabe quién es el zorro.

Según el mito, el dios *Amma* creó antes que nada el cie-

2. La invocación ha sido recogida por Barbara Fiore: cf. B. Fiore, S. Timbiné, I. Kassambara, «Le Savoir du thérapeute», en P. Coppo y A. Keita, comps., *Médecine Traditionnelle. Acteurs, itinéraires thérapeutiques*, «E», Trieste, 1990, pp. 79-106.

lo, las estrellas, la Luna y el Sol. Luego, tras modelarlo con las manos, lanzó al aire un puñado de arcilla, como ya había hecho con los astros. La arcilla se extendió en cuerpo de mujer: la Tierra. El dios deseaba poseerla; pero se lo impedía la erección del clítoris-termitera. Omnipotente, abatió la termitera rebelde y se unió a la Tierra así escindida: el zorro nació de esta primera unión marcada por la dificultad y la violencia. Las posteriores, ya sin la turbación de la ambigüedad del sexo ni de prerrogativas, engendraron la primera pareja de gemelos. Verdes, eran humanos de la cabeza a los riñones; por debajo, serpientes.

«Los ojos, rojos, estaban tallados como los de los hombres; la lengua bífida, como la de los reptiles. Los brazos, sutiles, carecían de articulaciones. Todo el cuerpo era verde y liso, resbaladizo como la superficie del agua, provisto de pelos cortos y verdes, anuncio de vegetaciones y germinaciones... la pareja había nacido completa y perfecta; a causa de sus ocho miembros, su cifra era ocho, símbolo de la palabra. La pareja poseía también la esencia de Dios, puesto que estaba hecha de su semen, que es al mismo tiempo sostén, forma y materia de la fuerza vital del mundo, fuente de movimiento y de persistencia en el ser. Y esta fuerza es el agua. La pareja está presente en todas las especies de agua: es el agua de los mares, de los pozos, de los torrentes, de los temporales, del trago que se bebe del cazo».[3]

Nommo (éste era el nombre de la pareja primitiva) vio desde lo alto a la madre Tierra, desnuda y sin palabra. Descendió entonces sobre ella y le llevó un primer vestido hecho de fibras de plantas ya creadas en las regiones celestes: acto de pudor y, al mismo tiempo, segundo gesto destinado a ordenar el mundo después de aquel gesto violento del dios que, mutilándole el cuerpo, había distinguido para siempre a la mujer respecto del hombre. Las fibras entrela-

3. M. Griaule, *Dio d'acqua*, 1966, Bompiani, Milán, 1978, p. 19 (se ha modificado ligeramente la traducción).

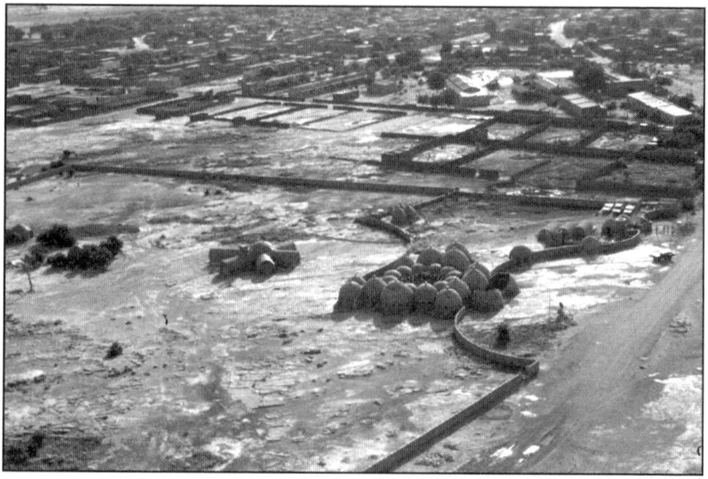

Vista aérea del Centro de Medicina Tradicional

zadas que el *Nommo* llevó a la madre eran un primer lenguaje, elemental, que se daba a la Tierra.

Para poseerlo, el zorro, envidioso, echó mano a las fibras que le daban sostén, esto es, el vestido de la madre. Ella trató de resistir al gesto incestuoso, pero, tras una larga persecución, terminó por ceder. De esa manera se apropió el zorro de una palabra incompleta por haber sido obtenida en el desorden, pero capaz de desvelar los designios del dios a los adivinos capaces de descifrarla.

Mientras el sol se asoma en el horizonte, Ambakene señala los signos sobre la arena con un largo y delicado tallo de sorgo mientras murmura. Detrás de él, en silencio, una pequeña multitud: el médico, el psiquiatra, el técnico de laboratorio; conductores, intérpretes y el guardián del Centro de Medicina Tradicional; el psiquiatra, la psicóloga y el antropólogo italianos; la psicóloga y la fotógrafa norteamericanas; la estudiante canadiense y la camerunesa; el camarógrafo, el técnico de sonido y el periodista de la televisión italiana; el intérprete (un maestro que habla la cantarina lengua de Ambakene, la de Sanga); algún joven campesino que va en bicicleta a la ciudad y que ha sido atraído por las personas y la gran cantidad de automóviles aparcados no lejos de allí.

Ambakene ha leído los mensajes que dejó el zorro. Se levanta y, de cara al sol naciente, pronuncia fórmulas de agradecimiento y el veredicto: está expedito el camino para el regreso a Italia de los periodistas y no se presentan sombras en el futuro del Centro. Pero es menester sacrificar un ternero y que los niños no circuncidados consuman allí mismo su carne.

Ambakene está habituado a las cámaras de televisión y a los disparos de las máquinas fotográficas. Se vuelve y repite el veredicto mirando directamente, así como antes lo hiciera al sol, al ojo rotatorio de la gran cámara de televisión que el operador lleva sobre la espalda. Luego recoge el saco de piel y se dirige hacia los automóviles tras el intérprete-maestro, que camina a paso rápido. El sol ya está alto; dentro de poco comienza el horario de clase. Si se retrasara, tendría que justificar la demora al director, con quien no se entiende en absoluto.

EN BANDIAGARA

Antes de entrar en la ciudad, el camino que lleva del lugar de la adivinación a Bandiagara costea el largo muro exterior del Centro de Medicina Tradicional. Es de piedra gris, excavada y trabajada por los hombres de la cooperativa de talladores de Dukombo. La han traído hasta aquí en un carro de hierro tirado por un caballo que suministró una agencia internacional de cooperación. Pero el caballo no conseguía hacer más de dos viajes por día. A los ritmos que imponían los técnicos italianos, no bastaban para satisfacer las exigencias del taller. Entonces se alquiló la carreta del prefecto, no sin que el carro prosiguiera llevando cada día su carga de piedra hasta el final de las obras.

El proyecto del Centro es del arquitecto italiano que ha hecho el hospital de Kidi, en Mauritania (los hornos para cocer los ladrillos tenían allí, en el paisaje del desierto, formas y bocas de animales fantásticos), y el palacio del rey en *Cobra verde*, la película de Herzog. Le encantan las líneas curvas y las formas redondeadas, femeninas y maternales. Detesta el hierro y el cemento, que, sobre todo aquí, no le parecen materiales inertes, sino portadores de un mensaje (y una historia) de dominio y de alienación.

Para demostrar que se puede construir sin madera para el techo, con la esperanza de contribuir a limitar la deforestación que desertiza la meseta, ha usado tan sólo arcos, bóvedas y cúpulas. De esta suerte, el taller fue lugar de formación, experimentación y discusión. Finalmente, tras haber comprobado con sorpresa que los arcos, las bóvedas y las grandes cúpulas de piedra se sostenían por sí mismas y resistían incluso las lluvias más violentas, los obreros atribuyeron con admiración al arquitecto, y por extensión a todos los italianos, el título de «gran albañil».

El largo muro recto se curva para formar un semicírculo que invita a entrar en el Centro, donde se encuentra el gran portón oscuro. Lo ha esculpido en madera el artesano de una aldea vecina, famoso por la calidad de sus máscaras y estatuas.

Cierra el portón una enorme cerradura esculpida: un hombre a caballo, guardián de la puerta. Bajo los cascos de la bestia, líneas en zigzag representan la calle, donde escarban un gallo y gallinas. Sobre la hoja izquierda, arriba, tres hombres se detienen ante la casa donde ha habido un fallecimiento. Un hombre, sobre el tejado, anuncia la muerte llorando. En la parte baja, a la izquierda, han atado el cadáver, envuelto en el sudario, para izarlo hasta la tumba, allí arriba, en la gruta de la pared rocosa a la que otros acceden por sendas angostas y escarpadas. Debajo, unas máscaras bailan como el hombre bailaba en vida. Más hacia el centro, los caimanes y las ranas simbolizan el conocimiento y la vida que encierra el agua. Al pie, los dogon trabajan los campos mientras los enemigos de siempre, los pastores nómadas de la llanura, se acercan furtivamente con los puñales en la mano para capturarlos y esclavizarlos. Más a la derecha, los jinetes peul han atacado. Hay dos dogon presos y atados. Los otros tres huyen esquivando las lanzas arrojadas contra ellos: se refugian, más allá de un bosquecillo, en la gruta donde habían ocultado las armas.

En la hoja de la derecha se ve al *Hogon* de los aru, el sacerdote totémico más importante de la meseta,[4] sentado ante su casa. Unos campesinos llevan sacrificios: dos vacas,

4. *Hogon* es el jefe religioso y político en la sociedad tradicional dogon. Es el anciano mayor del grupo. Denominado *Hogon*, pierde su identidad anterior, su nombre, no puede tener contactos físicos con otros dogon, consume las comidas en soledad y permanece recluido en un espacio delimitado por una apretada red de interdicciones. Muerto pues para la vida social, «antepasado viviente», recibe del dios *Amma*, a través de *Lewe*—mítico ente ctónico que, en forma de serpiente, encarna la fuerza fecundadora de la tierra—, el poder de mantener el mundo en equilibrio favoreciendo la lluvia y el crecimiento del mijo, preservando a los

un cordero, un saco de mijo, un gallo para matar en honor del fetiche. Piden lluvia. En la puerta de la casa del Hogon, como quiere la tradición, hay esculpidos cuatro senos. Más a la derecha, la casa en la que se reúnen los ancianos para tomar las decisiones. La puerta está bien cerrada para que no se desvelen los secretos. Más abajo, uno detrás de otro, están los hombres que acceden a la casa. Alrededor bailan máscaras *kanaga*, que representan la avutarda menor con las alas desplegadas, planeando. Abajo y a la izquierda, un hombre y su mujer discuten porque el granero está vacío. La mujer se marcha con sus cosas sobre la cabeza: el cesto y la *calebasse*; la sigue el perro.

Una vez pasadas las dos semicúpulas de la sala de espera y atravesada la portería, se entra en el claustro circular de ladrillos cocidos, al cual dan los distintos locales. A la derecha, los despachos del médico responsable, oriundo de Mali y que ha estudiado en la China, el del responsable italiano, la secretaría, luego la sala de reuniones con la gran mesa redonda; los archivos y el laboratorio audiovisual. Allí se depositan y se archivan los datos y los materiales recogidos.

En seis años, el grupo de trabajo ítalo-mali ha encontrado y censado cerca de cuatrocientos terapeutas tradicionales. Los archivos conservan sus fichas: las enfermedades que

---

hombres y la tierra cultivada de conflictos y desgracias, juzgando y castigando a quienes perturban el orden social y natural. El *Hogon* desempeña su función política asistido por su séquito: los siete mayores del grupo, suerte de «consejo representativo», y varios «delegados», encargados de garantizar el orden y la paz en el territorio, incluso imponiendo multas y usando la fuerza si fuese necesario. Durante un período, el *Hogon* del grupo de los Aru tuvo poder sobre toda la meseta. Sobre la organización social de los dogon han escrito, entre otros, D. Paulme, *Organisation sociale des Dogon*, Domat-Montchrestien, París, 1940, G. Dieterlen, *Le Titre d'honneur des Arou*, Mémoires de la Société des Africanistes, París, 1982 y J. Bouju *Graine de l'homme, enfant du mil*, Société d'Ethnographie, París, 1984. Eric Jolly actualiza el análisis de la organización política tradicional en *Chefs sacrés et chefs de guerre dogon: deux pôles du pouvoir*, documento presentado en el Colloque GDR-CNRS 946, Marsella, marzo de 1993.

han tratado, cómo han adquirido el saber, si están dispuestos a colaborar con la estructura de la sanidad, cuántos enfermos—y el origen de éstos—curan en un mes, los remedios que han querido dar a conocer. Hay un herbario, donde, entre hojas de papel secante, se conservan ejemplares de las plantas que usan los terapeutas y que recogen los botánicos que han recorrido la meseta; en los botes de vidrio de la droguería se encuentran muestras de remedios de los terapeutas y de los que se venden en el mercado. Allí están las historias clínicas de los pacientes que han ido al Centro para ser asistidos y de aquellos de quienes se ha llevado a cabo un seguimiento mientras efectuaban una cura con terapeutas de la meseta. Hay cintas con entrevistas a hombres, mujeres, viejos, curanderos, enfermos, familiares, adivinos, sacerdotes totémicos e islámicos; y vídeos con gestos terapéuticos, rostros de pacientes, diálogos en los ambulatorios, masajes de las madres a los niños, ritos propiciatorios, de protección y de agradecimiento.

Si después de entrar se gira a la izquierda, se encuentra el ambulatorio donde a veces médico y terapeuta tratan de entenderse acerca del enfermo curado por uno de ellos o por ambos; el estrecho pasillo hacia la casa del guardián, el depósito del agua, el garaje, los recintos de los grupos electrógenos y la calle que lleva a las construcciones que se hallan detrás del Centro; luego los laboratorios: el clínico, para realizar un seguimiento del efecto de las terapias tradicionales en los pacientes, y el químico, para verificar qué plantas de las recogidas son activas; por último, el depósito de fármacos, donde, ordenadas en estantes, se hallan cajas variopintas de neurolépticos y saquillos con una dosis de las hierbas de los curanderos. Las más eficaces han sido recogidas, secadas, pasadas por el molino, confeccionadas y distribuidas para que se pudiera disponer de ellas en todas partes y en cualquier período del año.

Detrás del Centro, en el vasto terreno baldío, las casas destinadas a estudiosos y visitantes de paso y el módulo en forma de estrella de la Unidad de Producción, con los tubos de ventilación a manera de cañones de una astronave apenas posada, apuntando al oeste. Allí se almacenan y elaboran las plantas destinadas a la producción.

El ternero que ha pedido el adivino para el sacrificio está atado en el ángulo oriental, apenas se pasa el muro exterior. Dos hombres lo han abatido y le han sujetado las patas con una cuerda. Ambakene tiene en la mano el cuchillo y pronuncia en voz baja las fórmulas del rito. Luego se inclina y, no sin pena, corta la piel robusta y la garganta del animal. La sangre sale a chorros y se encharca sobre la losa oscura. El viejo observa atento las convulsiones que anteceden a la muerte. Luego anuncia a los presentes que el sacrificio ha sido aceptado; las buenas previsiones se realizarán.

De las escuelas vecinas llegan corriendo niños excitados. Unos llevan sobre la cabeza grandes ollas de hierro fundido; otros, leña para el fuego; otros, recipientes para el agua. Como lo quiso el adivino, el animal será descuartizado allí mismo y lo comerán los niños no circuncidados.

Hoy están contentos los niños de Bandiagara. Y también está contento el equipo de la televisión italiana, que ha recibido la confirmación de un buen regreso. Mientras desmontan los aparatos, se felicitan por las escenas rodadas.

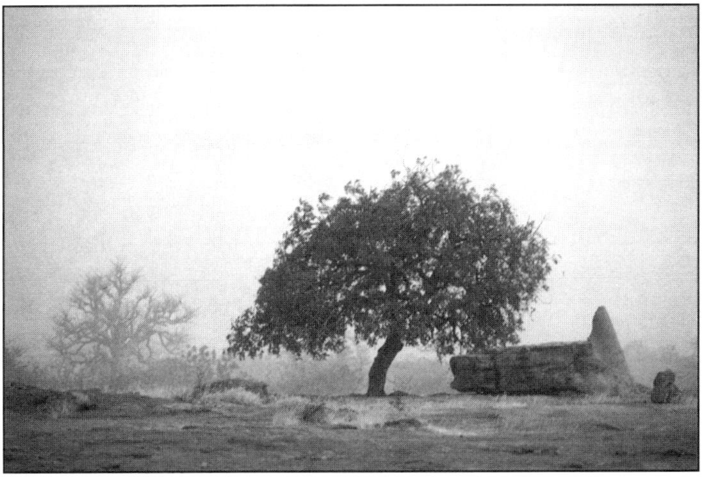

Altar animista

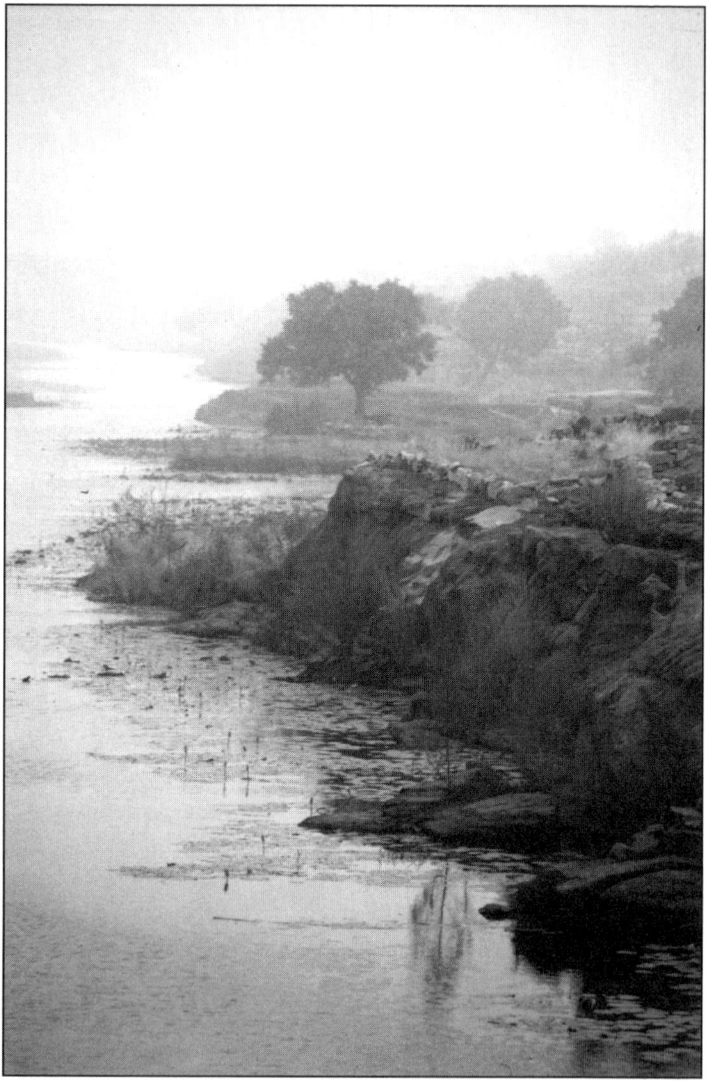

El río Yamé

2.

Entre los dogon y los peul

MAMADU KANSAYE, EL POSADERO

De la plaza del mercado donde, bajo cobertizos de esteras de mijo sostenidas por troncos bifurcados, se venden hortalizas, condimentos, carne, cereales, herramientas y utensilios variados, se coge hacia la Gendarmería. Es la calle principal de Bandiagara, flanqueada por casas de arcilla y algunos edificios de cemento. Grupos de hombres, sentados ante las puertas de las tiendas, de los talleres del sastre y del carpintero o del pequeño anticuario del barrio, comentan entre ellos la agitación de la gente que va al mercado o viene de él: mujeres y hombres, asnos cargados de sacos de cereales, bicicletas, alguna pequeña motocicleta que zigzaguea velozmente entre la gente, pocos coches y camiones.

De pronto, antes de llegar al puente, un cartel de hierro pintado de verde (*Buvette chez Kansaye*) indica el callejón que a lo largo del *Yamé* lleva, tras unos cincuenta metros, al patio de la casa donde Mamadu Kansaye administra un bar-posada. Precisamente aquí se ahogó hace dos años el «rey de los locos»: el más fuerte y el más loco de los locos de la ciudad, al que todos obedecían. Un día que el torrente estaba crecido y la gente había venido a ver el agua que se precipitaba bajo el puente, cruzó la calle justo delante de un Land-Rover de Sanidad. El conductor frenó de golpe mientras le gritaba: «¡Si quieres morir, tírate al río!».

Entonces cogió el callejón que va a la casa de Kansaye y se metió en el agua barrosa hasta poner en peligro la vida.

Luego se detuvo, retrocedió y bajó en otro sitio. Por un momento pareció que nadaba. Luego sólo se le vieron los pies. El cadáver fue hallado al día siguiente junto a una aldea, varios kilómetros aguas abajo.

Kansaye es un viejo de familia noble, jefe de los cazadores de toda la meseta. Fue funcionario para los franceses y, durante un corto período, también en el Mali independiente. Reclutado y encuadrado en las tropas francesas entre los que *tirailleurs*, es decir los que *tirent ailleurs*, los que «disparan en otro sitio», fuera de su país, combatió con las tropas aliadas en Europa durante la Segunda Guerra Mundial. De regreso en Bandiagara, comenzó a construir una pequeña posada de dos plantas con hierro y cemento, edificio que hoy presenta el aspecto de un fortín inconcluso. Pasa gran parte del día en una tumbona de madera tallada y tela roja, en el patio de entrada, bebiendo cerveza o vino, que los libaneses de Sevaré producen mezclando con agua, en las amasadoras para la harina, polvos rojos que llegan de la Costa de Marfil. Por allí pasan todos los trotamundos que visitan la meseta, los anticuarios y los estudiosos en busca de información. Por la noche, en interminables vigilias, hasta que el alcohol vuelve demasiado espesas las palabras y hace perder definitivamente el hilo de la conversación, Kansaye y sus amigos vuelven a evocar, entre ellos y para los extranjeros, las historias de los dogon y la guerra; y comentan el presente: los escándalos de la ciudad, los sucesos de la capital, los acontecimientos en los países vecinos.

Hace casi veinte años que le conozco y sin embargo nunca deja de sorprenderme su lucidez, la precisión de su memoria y la generosidad que lo lleva a hablar, contar, distribuir el conocimiento que ha acumulado y que la tradición oral no confía a las páginas impresas, pero hace circular con la actividad y la palabra, ésta principalmente de noche, en las vigilias.

Franqueo la puerta a las diez de la mañana: en general, a esta hora está solo, en lucha con su primer vaso; ha oído ya los informativos radiofónicos. Le encuentro en su tumbona, en el rincón de la izquierda, bajo el cobertizo. Lleva el *bubu* azul, el ancho vestido africano que le conozco desde siempre; sostiene en la mano la tabaquera de madera tallada. Una gran radio apoyada sobre la mesilla redonda de hierro emite ruidos y palabras incomprensibles. Escupe la ración de tabaco hacia un lado, sobre la arena del suelo, mientras se vuelca en la palma de la mano izquierda la nueva ración. Levanta la vista y entrecierra los ojos: la vista es débil y yo estoy a contraluz. Me reconoce por la voz mientras saludo a sus hijos, los niños y los criados que me rodean al acercarme. Hace un esfuerzo para levantarse y tenderme la mano flaca y temblorosa. Le ruego que permanezca sentado; cojo una silla de hierro y plástico y me siento junto a él.

Escucho con paciencia sus reproches. ¿Por qué no me he presentado antes? Ha pasado tanto tiempo desde la última vez... Está enfadado conmigo. ¿Cómo están los hijos? ¿Y el arquitecto, el «gran albañil»? ¿Y mis padres? ¿Y el amigo catalán?, ¿se casó por fin? ¿Le he traído las lentejas que le había prometido?

Su mirada es aguda, profunda, y a veces la recorre el relámpago de la sonrisa. Conoce a los europeos e incluso a los norteamericanos y los japoneses, tan cómicos por la forma de los ojos y de la nariz, no sólo por haber vivido y combatido en Europa, sino también por haberlos visto desfilar inagotablemente ante su tumbona, aquí, en la concesión. Ha escuchado sus preguntas, ha observado sus actitudes, ha tenido con ellos discusiones por dinero. Ha tratado de ayudarles a resolver innumerables problemas: el robo de dinero durante el *trekking* en el farallón, los guías demasiado ávidos, las motocicletas, que se alquilan como perfectas y que «se mueren» a los dos kilómetros. Turistas, etnólogos, buscadores de objetos de arte, antropólogos. Y muchas otras cosas ha sabido de ellos a través de los conductores, los intérpretes, los guías a los que hospedaba, mientras que los blancos importantes se alojaban en las casas de otros blancos o en la lujosa Villa Tembeli.

Por eso mira de frente, y atrapa. Respondo a sus preguntas, aunque no sin embarazo. Le quiero mucho, pero no puedo entrar en el abrazo total de la familiaridad africana. Kansaye conoce a los europeos, su reserva, y no fuerza la situación. Tras un silencio largo, pero tranquilo, confirmación del estar juntos, decide contar algo que seguramente me interesará.

«Acaba de marcharse un suizo alemán. Tiene una especie de cristal, como un diamante, en forma de esfera. Dice que estudia los sueños. Se fue anteayer; había estado aquí dos meses. Luego estuvo un mes en Yanda, cerca de Bamba. Me pregunto cómo puede un blanco dormir en Yanda. Ni siquiera hay un sitio donde se pueda extender la estera. En Yanda hay muchas aldeas. Fue con mi hijo a una de ellas, a casa de uno de los mayores fetichistas, Diobo. Mi hijo le acompañó hasta allí y regresó. No sé qué sucedió después. Cuando estaba aquí, se encerraba en su habitación. Escribía continuamente y miraba en su esfera. Nunca salía: es joven».

Tras una última ojeada para captar mi reacción, el viejo guarda silencio, la mirada perdida en el vacío, absorto. Hace muchos años, en nuestro primer encuentro, yo le había dicho que buscaba cosas inexplicables que pudieran poner en tela de juicio los principios y las reglas que conocía. Tal vez Mamadu piense en ese momento si será para mí suficientemente extraordinaria la historia del joven suizo encerrado en su habitación mirando una esfera de cristal para estudiar los sueños, que se hizo acompañar a un lugar donde cuesta siquiera imaginar que pueda dormir un blanco. Y tal vez piense qué le habrá sucedido, puesto que todavía no le ha visto regresar. Ha aprendido a no asombrarse de lo que hacen los blancos, ni en cosas insignificantes, ni en grandes cosas. Son capaces, por ejemplo, de subir solos a una colina para mirar la puesta de sol: ¿dónde está el placer si no hay palabra, relación social? Y ha visto pasar a muchos a pie, en bicicleta, en coche, en moto, en camión, a caballo o a lomo de burro. En general, aprecia su valor: con poco dinero en el bolsillo dejan situaciones seguras por otras difíciles e incómodas.

«Si regresa querría conocerle—le digo—. Sin duda ha

de ser un tipo extraño; pero por cierto que no es el único que se interesa por los sueños».

Sonríe. Es verdad, también los sabios dogon leen los sueños, y el agua.

Le digo que me son útiles algunos detalles de la historia de Bandiagara y de los dogon que él me ha transmitido. Al transcribir la cinta me he dado cuenta de que me faltan algunas precisiones. Y lo mismo ocurre en «su» relato de la guerra en Europa. Le pregunto si puede revisar conmigo una y otro. Con paciencia, consiente. Nunca le he recompensado con dinero las largas horas que pasamos trabajando en estos temas, mientras que el Centro de Medicina Tradicional le pagaba por traducir del dogon grabaciones particularmente delicadas e importantes. Pero la historia de Bandiagara, y su vida, son cosas suyas, que no es posible evaluar en términos monetarios.

AGRICULTORES DE LA MESETA Y PASTORES DE LA LLANURA

«Del país mandingo, parte de la actual Gambia, Guinea y Casamance, los Malinké—"la gente de Mali"—se desperdigaron a consecuencia de desacuerdos internos.[5] Primero partieron los senufo, hacia Segu y Korogo; luego los dogon y, finalmente, los bambara.

5. La diáspora de los Malinké se remontaría a los siglos XIII-XIV. Según la tradición dogon, un litigio entre dos hermanos pertenecientes a la familia reinante impulsó al menor a marcharse con sus partidarios. Robert Arnaud retoma esta tradición: «Dos jefes mandinga entraron en conflicto entre sí en Kangaba, capital del Mandé, o Mali, bajo el reinado de Kankan Mussa o Gongo Mussa (el rey Gongo Mussa reinó entre 1307 y 1332). Hasta el momento en que el más joven decidió emigrar, partió con la mujer, los hijos y los esclavos, y tras haber tratado inútilmente de detenerse en la zona de Bamako, terminó por establecerse en la región de Bandiagara. Allí tuvo que sufrir las razias de los mossi, los tuareg y los peuls». (*Notes sur les Montagnards Habé des cercles de Bandiagara et Hombori*, en «Revue d'Ethnographie et des Traditions Populaires», II, 1921, 8, p. 270.)

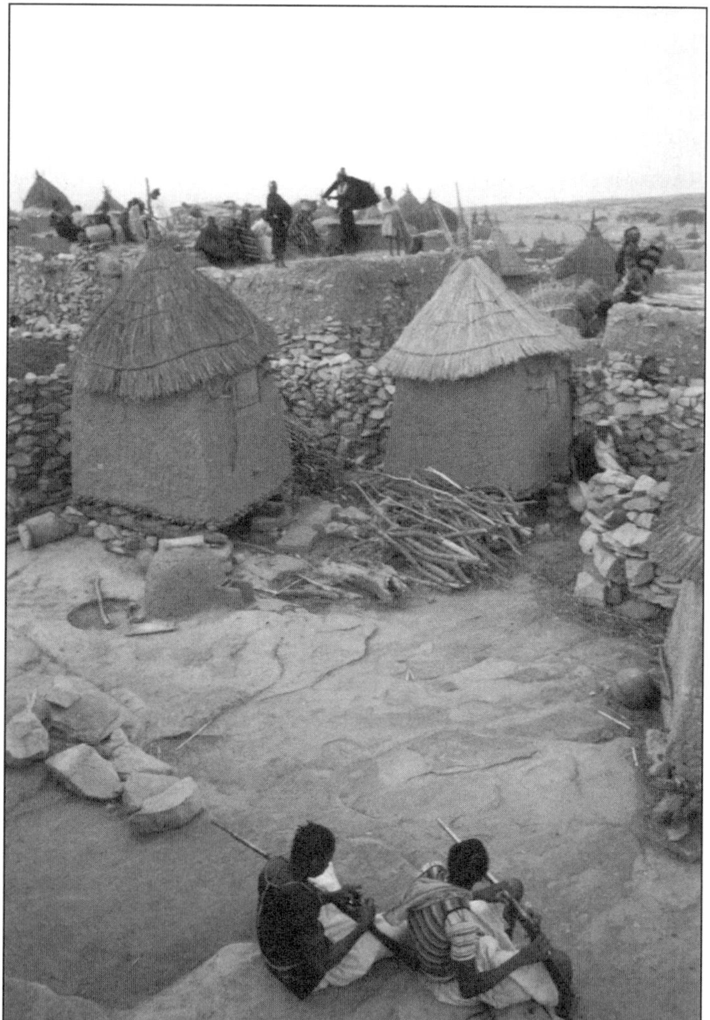

Jóvenes dogon

»Los Kansaye llegaron al farallón de Kani Bonzon, donde encontraron a los tellem, pigmeos de piel roja, y a algunas familias dogon, tal vez provenientes de Amani, cerca de Sanga. A las preguntas sobre sus orígenes, los dogon respondieron que habían crecido allí, *Pu-diugu*, como si fuese verdaderamente posible brotar allí, como la hierba. Sea como fuere, el nombre ha quedado para una de aquellas familias, emparentada con los eugé, que significa "buscando" (un sitio). De Kani Bonzon, los Kansaye marcharon a Segué, donde estaban los Telepudié, que quiere decir "allí hemos aparecido y crecido".

»Los Kansaye querían imponer su dominación, pero los otros las rechazaron porque era demasiado dura. Entonces se trasladaron de Kani Bonzon a Kani Goguna, no lejos de allí. Pero antes de mudarse, puesto que los peul realizaban razias desde el oeste, los Kansaye sitiaron la aldea de Dukombo, al borde de la meseta. Du-kombo significa "bajo-guerra", la guerra que viene de abajo; su otro nombre es Dommo, "vigilar". He aquí por qué Dukombo es más antigua que Bandiagara.

»Los Kansaye tenían la *chefferie*, el mando. Los otros jefes cantonales eran Tugumé Domo en Kani Bonzon, Saré Bana en Tinta y Allaye Amberé en De. No había conflicto entre ellos. Los dogon eran todos hermanos y solidarios en caso de peligro. Seno, la llanura que está al pie del farallón, era objeto de continuos ataques de los mossi. Entonces, los dogon de la llanura pedían ayuda a sus hermanos de la montaña, los Kansaye. Se enviaba un hombre a caballo que advirtiera a los otros dogon. No a los peul, traidores incluso cuando son aliados, como Allaye Bukari de Djankabu, Mohamud Duldy de Boni, Alaissaini Gagu de Djona o Geladjo de Gundaka, al frente de Mopti.

»Luego se ordenaba a los dogon de Bamba que avanzaran hacia Koro hasta Madugu, donde habían de detenerse y esperar a que llegaran los otros hermanos. De Ningari y Sanga, los Kansaye bajan hacia Endé. Luego se pide a los de Kani Bonzon que intervengan. Una vez rechazados los mossi, los dogon vuelven a sus aldeas. No eran verdaderas guerras, sino más bien escaramuzas y razias.

»Antes de los franceses, los jefes cantonales tenían el mando. En cambio, en las aldeas, el jefe era en general el cazador que la había fundado. Luego el título se transmitía por herencia. Si la aldea había nacido por concesión a un agricultor de una ya fundada, no había jefe de aldea, sino que mandaba el más anciano. Los jefes de aldea elegían en conjunto a uno de la familia de los jefes cantonales como jefe cantonal. Éste la representaba en las relaciones con los otros cantones, organizaba la defensa de las aldeas (por ejemplo, haciendo preparar y almacenar la pólvora); percibía los impuestos (toda familia pagaba el *mudi*, cinco kilogramos de mijo por año y por persona). Administraba justicia si uno de los contendientes no quedaba satisfecho por la decisión del jefe de aldea.

»No se puede afirmar con certeza la fecha de fundación de Bandiagara. Cuando Umar Tall pasó por aquí, en 1840, Bandiagara ya existía. Sin embargo, se sabe quién la fundó. Ana Kugodju Uologem, orginario de Kamasandé, sobre el camino de Sanga, raptó a la hermana de su amigo Nangabané, que venía de Gandakilima y se llamaba Saberi. Entonces no había caminos: Ana y la mujer siguieron el *Yamé* y se instalaron cerca de Dukombo, detrás del sitio donde hoy se halla el vivero.

»El hermano de la raptada, Nangabané, era cazador; y cada vez que llevaba a su casa el producto de la caza, su madre le decía: "No como. Han raptado a tu hermana. Tú te vas siempre lejos y deberías buscarla, y en cambio me traes caza que yo no como".

»Nangabané siguió entonces el *Yamé* hasta Idovalé, cerca del puente. Allí encontró elefantes y mató uno. Luego, como no conocía la región, atravesó el *Yamé* hacia donde hoy se encuentra la Prefectura y cruzó el sendero que va de Dukombo a Djombolokanda. Cuando llegó a Dukombo, trató de explicar a la gente que había matado un elefante, pero los dialectos eran distintos. De cualquier manera, la gente cogió cuchillos y hachas y le siguió hasta el cadáver del animal.

»Las mujeres de Dukombo, de regreso a la aldea con la carne, fueron a ver a Saberi, que estaba embarazada. Le dijeron que un joven, que había matado un elefante, hablaba su dialecto; que si iba adonde él estaba, le daría seguramente mucha carne, más aún que la que les había tocado a ellas. Así pues, Saberi fue y se encontró con su hermano. Tan contento estaba éste, que cogió la carne y fue con Saberi para ver dónde vivía. Allí encontró a su amigo, que la había raptado y que estaba avergonzado.

»Nangabané volvió a la casa de su madre y le dijo que había encontrado un lugar donde cultivar. La cargó sobre el lomo del asno y llegaron adonde se hallaba Saberi, precisamente en el momento en que ésta paría a su hijo Badj. La madre dijo: "Ahora que encontrado a mi hija, soy feliz".

»Y se quedó con ella. Nangabané vino y construyó la *toguna*, la casa de las palabras, que os he mostrado; también Ana se casó, pero Nangabané le pidió que se mantuviera a cierta distancia de él, en Bandiagara-da, Bandiagara "alta", detrás de donde hoy se encuentra la mezquita.

»Nangabané cosechó mucho mijo. Los de Dukombo, en su dialecto, decían que había tenido la gran porción: *bandia-gara*, el "gran plato". Ana Kugodju era Uologem; Nangabané, Tembeli. Por tanto, los Uologem y los Tembeli son los fundadores. La gente dice aquí que si hay discusiones entre ellos se puede tratar de calmarlos, pero que no conviene tomar partido: antes o después se pondrán de acuerdo y entonces seréis vosotros quienes la pasaréis mal.

»Son nobles. Para los dogon, noble es quien nunca ha sido prisionero de los peul, los pastores de la llanura que rezan a Alá. Ninguno de los Kansaye ha sido nunca prisionero de los peul, y siempre se han negado a someterse por la fuerza a su religión».

Con la distancia y la libertad que le concede su posición de intelectual y jefe tradicional, también Mamadu ha adherido al islam y «reza», aunque administra un bar de bebidas alcohólicas y dice lo que piensa de los muchos musulmanes que son «bebedores a escondidas». A menudo le toca mediar en conflictos, incluso cruentos, entre agricultores dogon y pastores peul, cuando, a la hora de la cosecha, éstos asedian los campos de los dogon, dispuestos a invadirlos apenas recogidas las espigas, con el ganado hambriento. Ecos de la rivalidad del pasado, cuando no lejos de allí, en la llanura, entre Mopti y Djenné, se levantó la ciudad santa, Hamdallahi, «en honor a Alá».

La había fundado el morabito Cheik Amadu en 1819, tras haber lanzado la *jihad*, la guerra santa, contra los reyes paganos de Segu y Macina. Los había aplastado en Soy en el año 1818 gracias a la potencia de su caballería, que llevaba los estandartes sagrados de Usman Dan Fodio. Puesto que con la palabra y las armas había logrado reunir a su alrededor pueblos hasta ese momento separados y abatir las fortalezas de los guardianes de los fetiches, Cheik Amadu se había propuesto realizar en la tierra el reino del único Dios: el Imperio de Macina; «*Dina*», de «*el din*», religión.

Sin muros exteriores, pero con cuatro puertas simbólicas orientadas a los cuatro puntos cardinales, Hamdallahi albergaba seiscientas escuelas coránicas de Estado y muchas privadas, algunas de ellas reservadas a las mujeres. Cuarenta morabitos de más de cuarenta años, «edad de la madurez mística a partir de la cual es raro que el hombre pueda ser todavía juguete de los espíritus malignos»,[6] regían el Gran Consejo, encargado de hacer respetar la leyes coránicas. Estaban prohibidos los bailes bulliciosos, los cantos, el tabaco y, naturalmente, la cerveza. Los hombres a caballo no podían mirar más allá del muro exterior de las casas; las viudas ancianas tenían que permanecer en clausura para que los viejos no añoraran su juventud. La atmósfera austera y recogida de la ciudad santa era difícil de soportar incluso

6. J, Ki-Zerbo, *Storia dell'Africa nera. Un continente tra la preistoria e il futuro* (1972): Turín, Einaudi, 1977, p. 327.

para los morabitos de Tombuctu. Cheik Amadu, el artífice del Reino de Dios, vivía allí pobremente, vendiendo cuerdas de cáñamo que él mismo tejía y ejemplares del Corán que él mismo copiaba.

Los sabios y los hombres de armas peul de Hamdallahi consideraban que los dogon de la meseta eran ignorantes y primitivos, atados a ídolos, tradiciones y prácticas impías: gente a convertir y civilizar.

«Cheik Amadu—continúa Mamadu—había enviado una carta a mi bisabuelo para decirle que si los dogon hubieran mandado a sus hijos a la escuela coránica de Hamdallahi, habría habido sabios también entre los habitantes de la montaña. Mi bisabuelo estuvo de acuerdo y pidió a todos los dogon que aceptaran, construyeran mezquitas y enviaran a sus hijos. Fueron escogidos con un bastón cuya longitud correspondía a la altura de un niño de siete años. Algunas familias dieron dos niños, otras cinco, y así sucesivamente.

»Pero los discípulos de Cheik Amadu enviados para recogerlos y escoltarlos a Hamdallahi los vendieron como esclavos en Konari, en la región de Mopti, los cambiaron por sal o en Tombuctu. Los dogon, que en grupos de cuarenta, con asnos y fusiles, iban a Korientzé en busca de pescado seco, se dieron cuenta de lo que estaba ocurriendo porque en toda aldea por la que pasaban encontraban niños dogon. De regreso se lo dijeron a mi abuelo, quien reunió a todos los dogon para decidir qué hacer. "Los peul nos han engañado—dijo—, ¿qué pensáis?".

»Los otros respondieron que él, el más anciano, debía ir a pedir explicaciones. Todas las familias pusieron a su disposición dos hombres a caballo. Pasaron por Deguimberé y Somadugu y llegaron a Kona, donde bebieron *kondjo*—cerveza de mijo—y volvieron a llenar los odres, aunque sabían que estaba prohibido entrar con ella en la ciudad santa, Hamdallahi. Llegaron a Sufrallay, se alojaron cerca de Abdulkadi Sylla y pidieron encontrarse con Cheik Amadu. Éste, al verlos tatuados (entre los dogon sólo se tatúa la familia kansaye) y pensando que pertenecían a la misma fa-

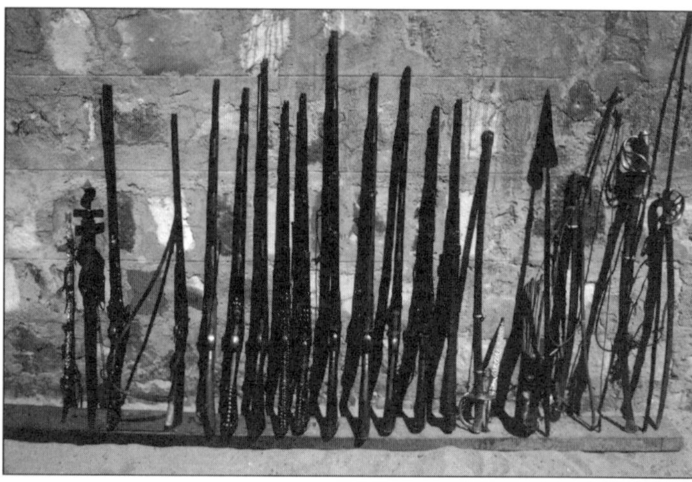

Las armas de los antepasados de Mamadu Kansaye,
expuestas en la fiesta islámica del Tabaski

milia que la sierva bambara Kunandj, los invitó a que pidieran hospitalidad a ésta.

»Uno de los discípulos de Cheik Amadu, Brahima Khalil, dice a los dogon que recen. Los dogon se niegan. Brahima va a ver a Cheik Amadu y le dice: "Los extranjeros han introducido *kondjo* y se niegan a rezar; hay que matarlos".

»Cheik Amadu dice: "No, no los mato, es preciso enseñarles qué es la religión musulmana. Si comprenden, rezarán. Si no, es un problema entre Dios y ellos".

»Esto ocurre entre el miércoles, día de su llegada, y el viernes. El viernes se les advierte que es día de oración. Los dogon dicen que no han ido para eso. Brahima transmite la respuesta a los trescientos sesenta directores de las escuelas coránicas y éstos deciden que, si Cheik Amadu no los mata, se rebelarán. El bisabuelo de Mamadu Kansaye va a ver a Cheik Amadu y le dice: "Has enviado una carta coránica; te hemos mandado a nuestros hijos para que los hicierais sabios y han sido vendidos por el camino, entre Konari y Tombuctu. Eres un traidor". Los trescientos sesenta directores piden la muerte del bisabuelo que se había atrevido a hablar de esa manera a Cheik Amadu. Le matan. Gracias a la sierva Kunandj, los otros logran huir. Por eso su nombre se mantiene en nuestra familia y por eso mi hija se llama así.

Mamadu hace una pausa. De sus hijos, el mayor trabaja en la Sûreté de París; Fatim en una compañía aérea en Bamako; Sidiki murió el año pasado de una cardiopatía, a los veinte años; Amidu es comerciante; Kunandji, de dieciocho años, y otros tres más jóvenes viven con él. Bebe lentamente un vaso de vino aguado, para retomar luego el relato. Lo que sucedió después en Hamdallahi se entreteje con la historia del santo guerrero desaparecido en las grutas de Deguimberé: al-Hajj Umar Tall.

Umar Tall había nacido hacia 1796 en Senegal, en Futa Toro; era hijo de Eliman Saydu y de su primera mujer, Adama. Era el décimo hijo y el séptimo varón. Cuando nació, el agua salobre de la fuente junto a la casa se volvió dulce. Había nacido durante el ramadán y en su primer mes de vida rehusó el pecho durante el día, de modo que observó el ayuno islámico. Niño aún, más de una vez había caminado sobre las aguas.[7]

«Cuando al-Hajj ya era hombre, Ibrahima Sambego, general peul llamado Sori, "amanecer", por sus ataques a la salida del sol, pidió a Saydu que le permitiera a Umar acompañarle a La Meca. Saydu respondió que podía hacerlo. Sori y Cheik Umar atravesaron la región de Kayes hasta Hamdallahi. Allí fueron hospedados por Cheik Amadu: su mujer estaba en estado avanzado de gravidez. Aguardaron, y esa misma semana vino al mundo el hijo de Cheik Amadu, Amadu Amadu. El día del bautismo, todos los morabitos, en círculo, se pasaban el niño de mano en mano para bendecirlo. Cuando llegó a manos de Umar, comenzó a llorar. Cheik Amadu dijo: "Extranjero, antes o después, tú y este pequeño os batiréis y yo no estaré aquí".

»Umar respondió: "¿Cómo podría un extranjero batirse con el hijo de quien le ha hospedado?".

»Pero Cheik agregó: "Es la realidad, porque así lo ha querido Dios".

»Umar y Sori continuaron el viaje a través de Níger, Chad, Sudán y Egipto. Una vez en La Meca, los árabes se maravillaron al ver que un negro leía el Corán. Era el tercer negro que llegaba hasta allí, después de Usman Dan Fodio y Amadu de Hamdallahi. Desconfiados y sutiles, pasaron el Corán a Umar: "Lee esta parte".

»Umar mira, devuelve el libro al árabe y recita de memoria el *sura*. Maravillados, llamaron a los discípulos: venid a ver, un negro que recita el Corán de memoria. Cheik Amadu Tidjâni se lo hace repetir: "Por cierto, te has saltado una línea".

»Él repite de memoria la página entera. Cheik Amadu Tidjâni: "A partir de hoy, debes venir a la mezquita".

7. *Cf.* D. Robinson, *La Guerre sainte d'al Hajj Umar*, París: Karthala, 1988, p. 72.

»Pero otro agrega: "Muéstranos cómo haces las abluciones".

»Las hace como ha dicho el Profeta. Entonces todos dicen: "Tienes la piel negra, pero eres como nosotros; no debes ser tratado como esclavo".

»Llega la hora de la oración. Los árabes dicen a Umar que el *Imán* está enfermo y le piden que le haga rezar. Umar lo hace. A partir de ese día le dan los hábitos y le dejan entrar en la casa: hasta entonces ha estado fuera, con los animales.

»Se queda dos años en La Meca. Pide ver Jerusalén y de esa manera lo hacen entrar en la mezquita de Abraham. De regreso en La Meca, pide las cuentas del rosario tidjâniya.[8] Le dicen: "¿Por qué tidjâniya?". Para poder combatir a los enemigos fetichistas y destruir sus ídolos.

»Así vuelve Umar sobre sus pasos hasta Níger y de allí viene a Bandiagara. Donde hoy se encuentra el palacio de los Tall pidió el terreno a los dogon: "Antes o después haré aquí mi casa".

Partió luego hacia Segu y continuó hasta Senegal. Envió un llamamiento a los futa para decirles que se había hecho tidjâniya y que les exigía que ellos también lo hicieran. Fue así como los futa se hicieron tidjâniya.

»Luego continuó su camino hasta Kayes. Se instaló en

8. La cofradía más difundida entre los peul del Futa Toro en aquellos tiempos era la Kadiriya. Fundada en el siglo XI cerca de Bagdad y caracterizada por su rigor (cinco plegarias al día y, si era posible, en común), insistía sobre todo en la caridad y las prácticas místicas que conducen al éxtasis. Los adeptos debían pertenecer a familias aristocráticas y superar varias etapas iniciáticas para tener acceso a los jefes religiosos. La Tidjâniya, en cambio, más liberal y simple, se adaptaba mejor a los hombres de acción. Incluso las mujeres, los jóvenes y los miembros de las castas inferiores podían conquistar la intimidad y la *baraka* del morabito. La orden sufí de la Tidjâniya se originó en África del Norte por inspiración y autoridad de al-Tidjâni, que vivió entre 1737 y 1815, y que pretendía haber recibido una revelación directa del Profeta. Formalmente, las dos cofradías se diferenciaban por la cantidad de cuentas del rosario y el modo en que se ejecutaba la plegaria.

Medina. Exige que vengan los Kassogué para enseñarles a orar. Rehusan y les declara la guerra. Construye una fortaleza en Koniakari, en la región de Kayes, y destruye Maina y Kita. En esa época, Bamako no estaba habitada: era un mercado, llamado Kogo-dogu (*kogo* = sal, *dogu* = aldea), adonde los mauros llevaban sal para venderla.

»Regresó a Segu, donde estuvo dos años. Después, deja allí a su familia y viene a Hamdallahi con quinientos futa y el hijo de su hermano mayor, de nombre Tidjâni. Se encuentra con que Cheik Amadu, su viejo anfitrión, ha muerto, y ha tomado el mando su hijo Amadu Amadu, en cuyo bautismo había participado. Éste le recibe y le hospeda. Pero cuando llega el momento de orar, Umar no entra en la mezquita. Se queda detrás y reza fuera de la mezquita. Durante una semana no entra. Entonces los peul dicen a Amadu Amadu: "Tu huésped no es normal, se dice musulmán y viene a la mezquita, pero no entra; hay que llamarle e interrogarle".

»Interrogado, Umar dice: "No, no rezaré nunca bajo la dirección de alguien de la Kadiriya".

»Así estalló la guerra en la fortaleza de Hamdallahi».

A partir de 1862, durante dos años, al-Hajj Umar Tall dominó Hamdallahi construyendo su imperio. Pero en los últimos nueve meses, sus enemigos se coaligaron y circundaron con sus ejércitos los muros que Cheik Umar había hecho levantar alrededor de la ciudad santa. El asedio fue durísimo.[9]

«Hacía mucho que los soldados de Umar no comían y estaban débiles. Muchos huyeron y muchos murieron.

»Entonces, Cheik Umar y los suyos vinieron a Deguimberé: mandó a su sobrino Tidjâni a buscar ayuda de los do-

9. El fin de al-Hajj Umar es distinto según los diversos autores. Entre otros, A. Hampate Bâ lo cuenta en *Amkoullel, l'enfant peul*, Actes Sud, Arles, 1991, pp. 25-27.

gon. Una vez llegado a Dukombo, Tidjâni se dirige a Allaye Ele, hombre de casta que, como tal, responde: "Únicamente si me pagáis".

»Le entrega un saquito de oro en polvo.

»Allaye Ele dice: "Aguardadme aquí; voy a hablar con los dogon".

»En aquella época, entre los dogon se escuchaba al más viejo. Así pues, fue a ver a mi abuelo Goguna Kansaye y le dijo: "Bien, si quieres vengar a tu padre asesinado en Hamdallahi, éste es el momento. He encontrado un morabito que habla con Dios; le verás".

»Antes de ir verle, Allaye Ele había dicho a Tidjâni todos los nombres de la familia. Cuando Tidjâni llega, saluda a todos, llamándolos por su nombre. Entonces el hombre de casta dice: "Te lo había dicho, habla con Dios".

»Goguna Kansaye dijo entonces: "Bien, le ayudaré: que me espere aquí. Voy a hablar con la familia y responderé dentro de diez días".

»Manda hombres a caballo a casa de Toguné Dumo en Tintam, a casa de Allaye Amberi en Kani Bonzon, en Bankass. Todos se reúnen y parten contra Hamdallahi. Pero cuando llegan a Deguimberé, la encuentran ya sitiada por los peul de Amadu Amadu. Cheik Umar había confiado el cetro y el rosario a una mujer dogon que cogía agua en el pozo, diciéndole: cuando veas a mi hijo, le darás esto. Luego, con los lugartenientes más fieles, había puesto toda la pólvora en la gruta, allí se había encerrado y la había hecho saltar. De esta suerte, hacia 1868, terminó la guerra entre al-Hajj Umar Tall y Amadu Amadu, hijo de Cheik Amadu.

»Después de aquel año, el hijo de al-Hajj Umar, Haguibu Tall, que estaba contra su primo Tidjâni, va a pedirle el mando. Tidjâni se niega: "Soy más viejo que tú, venimos del mismo padre y de la misma madre, he combatido. Este puesto me pertenece, ve a ver a tu hermano mayor en Segu".

»Haguibu fue a Segu a encontrarse con su hermano mayor Amadu Lami Djundé, que le dice: "Tienes razón, he repartido el mando entre mis hermanos de leche, y tú tienes otra madre. Así que te cedo el mando de Segu y voy a unirme a mi hermano Montaga en Nioro". Y partió. Haguibu tenía mando sobre los bambara conversos, pero no sobre los animistas. Comenzó a matar gente, y los bambara se rebelaron y enviaron un jinete a Nioro para decir a Amadu Lami que regresara.

»Así fue como Amadu Lami volvió a Segu. Todos, bambara y djananbé, dijeron a Amadu: "¡Cómo! Tú, jefe religioso, nos has dicho siempre que la vida de un hombre se paga con la vida de quien lo ha matado. ¿Qué dices ahora, que tu hermano ha matado a cinco personas?".

»Amadu respondió: "No lo digo yo, sino el Corán. Que se le mate".

»Le respondieron: "Puesto que has hablado así, y porque eres tú, lo dejamos vivir; pero no queremos que nos mande más".

»Haguibu, descontento, fue a Dinguirai, en Guinea. Tampoco allí consiguió sitio. Entonces volvió a Kogodugu, Bamako. Llamó a Titi Niaré y le dijo: "Aliémonos contra los actuales jefes y mis hermanos. Vayamos a Medina".

»Así, Haguibu, Titi Niaré y Sambara Diallo fueron a Medina y dijeron a Faidherbe, jefe militar francés desde 1852: "Hemos venido a ayudarte".

»Dijo: "De acuerdo".

»Comenzaron por la región de Kayes, de donde venía Sambara. Atacaron hasta Kita. Faidherbe les cedió las tropas de Borgnis-Desbordes y luego Galliéni hizo lo propio con las de Archinard, Audéoud, Bonnier, De Brazza, Lami, Faro y Maule. Cuando llegaron a Bamako mandaron al coronel Audéoud a sitiar Ba Bemba. Archinard entró en Segú en 1890; en 1892 había conquistado toda la región de Segú. En 1893, Archinard fue directamente a Djenné y en el mismo año a Bandiagara. Mandó a su lugarteniente Boiteux contra los tuareg de Tombuctu. Se batieron cuerpo a cuerpo cerca de Gundam. Luego mandaron a Lamin y Furo contra Níger, Gabón y Chad. El 15 de abril de 1893 los franceses entraron en Bandiagara.

LOS FRANCESES

»Llegaron aquí por Teli; antes del farallón giraron por Kema. Sobre el farallón estaban los dogon, armados con lanzas, arcos y fusiles de chispa que se conseguían en Saint-Louis a cambio de esclavos. Los dogon vieron llegar a los franceses por la llanura; los *griots* tocaban el tamtan e incitaban al coraje.

»En Kema, los franceses dispararon con cañón. Los dogon dijeron: "Qué extraño, un trueno en abril». Y fueron a ver los muertos buscando huellas del rayo. Un segundo cañonazo y la gente huyó. Uno corrió a caballo hasta Dukombo, donde el caballo se desplomó. Cogió la montura y vino a Bandiagara a pie, a dar la alarma.

»Los dogon sabían que los franceses tenían que venir. Antes de que Archinard llegase a Segu, había venido Cheik Amadu a Bandiagara para decir a Tidjâni que había visto en sueños llegar a los blancos, que era inútil combatirlos, porque Dios les había dado el mando.

»Cuando el mensajero llevó la alarma a Bandiagara, se envió a las mujeres y a los niños a la montaña; quedaron Tidjâni y sus jefes. Haguibu, que entró en Bandiagara con los franceses, le denunció como enemigo suyo. Por tanto, se nombró a Haguibu jefe y se le instaló en el palacio; se hizo lo mismo con Tidjâni, en otra casa, donde murió poco después. No hubo resistencia alguna.

»Más tarde, en 1910, las aldeas de Kasa, Yanda y Bargué se negaron a pagar los impuestos y a mandar hombres para trabajos obligatorios. Los caballos no podían llegar hasta allí, de modo que mataron al primer sargento francés que llegó a pie a Kasa, le cortaron las manos por las muñecas y las usaron para tocar el tamtan. Entonces los franceses se dirigieron a Diankabu, Bamba, Anura y Lumbia; y otros vinieron de Hombori y entraron en Bargé. Los rodearon y dispararon cañonazos. Los dogon izaron un paño de algodón blanco y recogieron todos los gallos blancos de la aldea

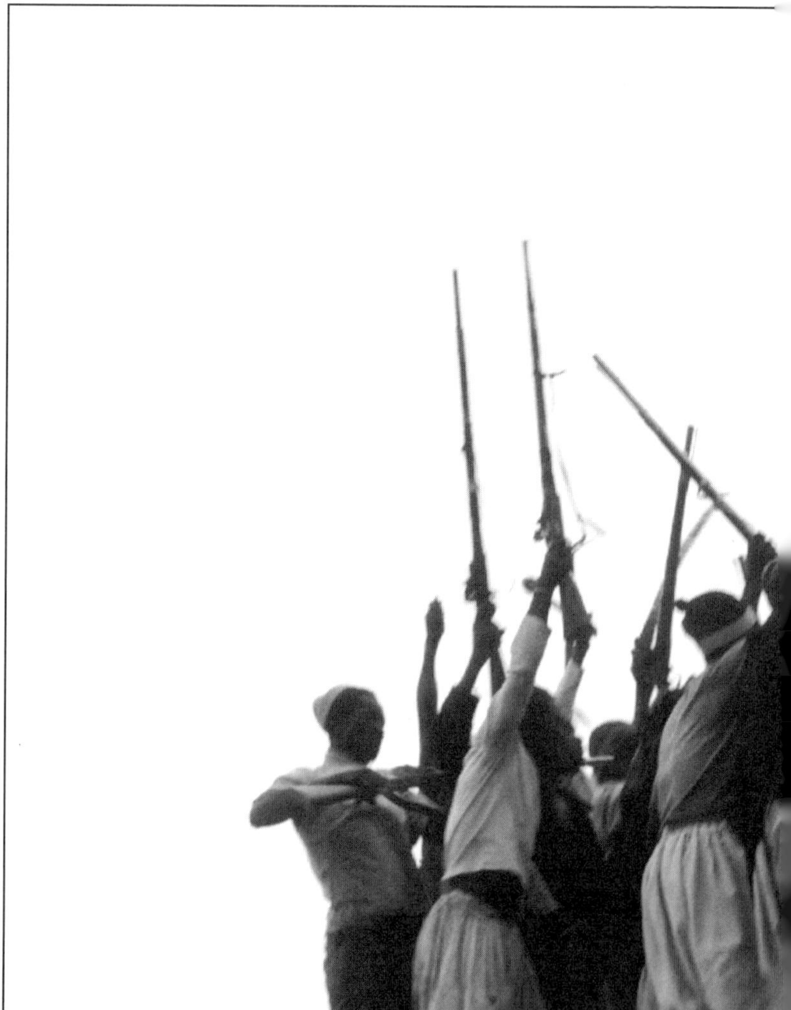

Danza de guerra en la celebración de un funeral

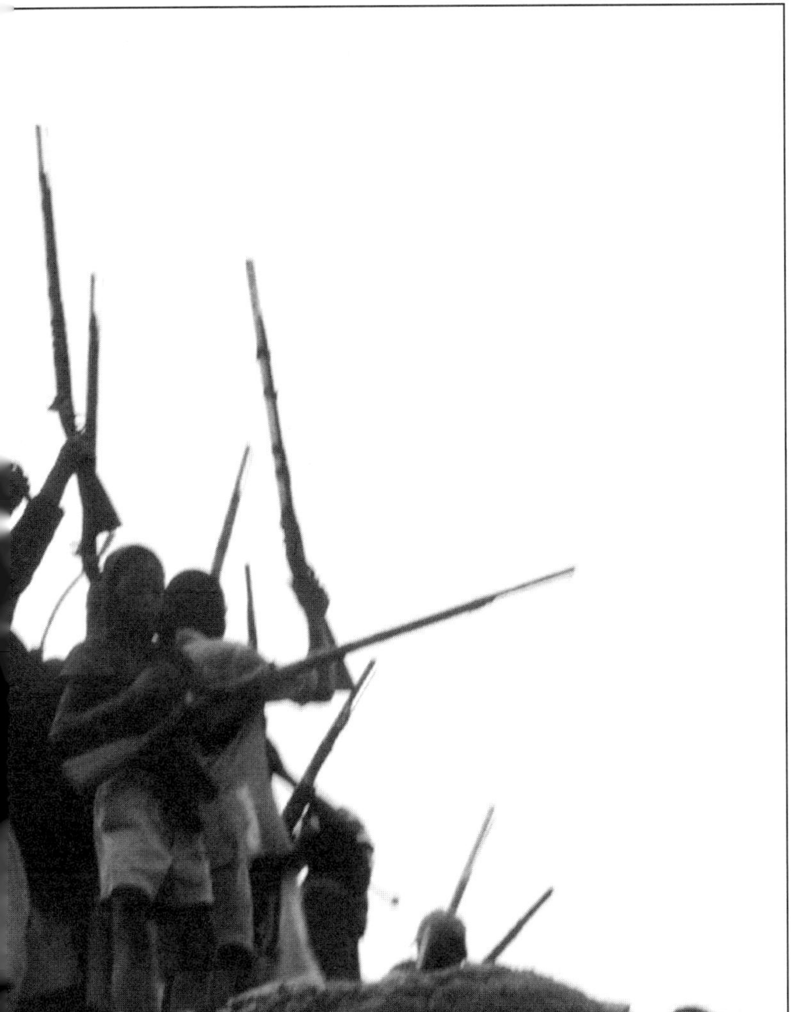

para entregarlos en señal de rendición. Todos los dogon implicados en la revuelta fueron expulsados. Algunos, los de Kasa, a las proximidades de Dukombo; los de Barigné, a Duenza; los de Yanda fueron confiados al jefe peul de Diankabu. Sólo fueron liberados en 1924 para que regresaran a sus aldeas.

»En el cementerio militar están los negros por un lado y los blancos por otro. Entre los negros, un blanco, un desertor de la guerra de Kasa: había tenido miedo, se había escondido en una gruta. Los franceses le habían encarcelado; pero ya cuando le encontraron estaba medio muerto de hambre. Cuando le dejaron en la celda y le alimentaron con comida local, sucumbió de inmediato: diarrea, vómitos y muerte. Lo sepultaron en un ataúd encadenado y lo acompañó al cementerio un solo centinela. Todo esto no tiene sentido; cuando uno está muerto, está muerto y punto.

»Los franceses trajeron aquí los primeros médicos, médicos militares que curaban a los heridos del ejército, pero no de la población.

»Comenzaron en 1900, cuando Haguibu Tall, hijo de Cheik Umar, fue a Francia con los hijos de Almady Samori y Bianzen. Los franceses los llevaron a Francia para que vieran qué era. Los mandaron a la escuela de Aix-en Provence. Cuando regresaron, el hijo de Samori, que se llamaba Selin, dijo: "Padre, es mejor dar la mano a Francia, jamás podrás combatir contra ellos".

»Samori respondió que un hijo que le dice que jamás podrá combatir contra Francia le está insultando. Entonces mata a veinte bambara y con su sangre mezclada con agua construye ladrillos de arcilla. Luego levanta con ellos una casita de un metro y medio de ancho y un metro diez de altura. Le dice a su hijo que entre. Una vez dentro, tapia la puerta. No hay ventanas. Pone centinelas sofa, soldados de Almami Samori: "Poneos allí, y si trata de moverse, matadle".

»Así murió, de hambre y sed. Todavía existe la casa, entre Buguni y Guinea, en Bissandugu. Los miembros de las familias de aquellos a quienes se mató para construirla acuden a ella a realizar sacrificios. Ni siquiera Bianzen, el rey de Dahomey, quiso aceptar lo que su hijo decía: y los franceses entraron y destruyeron su fortaleza.

»En 1904 los médicos militares comenzaron a enseñar a los africanos que hablaban francés a lavar las heridas y a poner inyecciones; y éstos comenzaron a curar a la gente. A los médicos nunca les interesó la medicina de los curanderos. Se limitaban a denunciarlos si la gente resultaba envenenada. Los curanderos negaban siempre; a menudo morían en la cárcel o confinados en Kidal. Muchas veces eran inocentes. Ninguno de los colonos franceses sabía lo que cualquier turista sabe hoy de la vida de las aldeas. Iban a recaudar los impuestos y regresaban. Si tenían que ir a Sanga, los de Bandiagara los llevaban hasta Sinkarma, los de Sinkarma hasta Dangoli, los de Dangoli hasta Kongolo y así sucesivamente. Había mesas de madera y, encima, una hamaca. Sobre las mesas, mantas. La gente los llevaba sobre la cabeza. El tipo llevaba consigo un bidón de agua. Iba a recaudar los impuestos. Nunca trataron de entender. Ni siquiera se acercaban a la gente. Si la gente se les acercaba como de aquí a allí, ordenaban al guardián que cogiera el látigo y la zurrara.

»Los médicos militares nunca fueron a una aldea. Ni siquiera los que estaban en Bandiagara se internaban nunca en las calles de la ciudad. Luego comenzaron a enviar un enfermero del Servicio de Higiene: entraba en las casas y si encontraba suciedad imponía una multa. Así siguieron hasta 1959. Sacaban dinero a la gente, pero no se sabía qué hacían con él. Eran de Mali. En el Servicio de Higiene no había franceses.

»De todos los médicos blancos que habían estado aquí, el mejor fue un tal Régis Dépinay,[10] que más tarde murió en

10. Cuando, en 1985, el año de la gran sequía, trabajaba yo como médico en Diré, cerca de Tombuctu, una mujer songhay me ofreció, a través de un intermediario, unas cajas de hierro llenas de libros. Era la biblioteca de Régis Dépinay. Además de textos clásicos de literatura y filosofía, había libros sobre la guerra de Argelia, muchos documentos sobre

Diré y que había llegado a Bandiagara en 1954. No tenía horario; iba a ver al enfermo de día o de noche. Trabajó mucho tiempo aquí. Quienes quisieron expulsarlo son los políticos y los otros médicos malíes. Estaba en el hospital donde trabajaba; no le dijeron que estaba a punto de llegar el presidente de la República. Únicamente cuando los coches estuvieron ya aquí fueron al hospital a advertírselo. Era demasiado tarde, no tenía tiempo para ir a su casa a cambiarse. Se presentó en pantalones cortos. Dijeron: éste se burla de nosotros porque es blanco. Y lo transladaron cerca de Tombuctu, a Diré, donde más tarde murió enfermo. Lo enterraron detrás del hospital, en las arenas del desierto».

Ahora Mamadu está cansado. Ha vuelto a recorrer en su interior la historia de su gente: desde que llegaron al farallón y fundaron Bandiagara, hasta la llegada de los peul, que, en lucha contra ellos, llevaron a la meseta a los franceses. Su relato es, como siempre, seco y preciso, como si leyera un libro dentro de sí. A meses o años de distancia, los mismos detalles resultan idénticos; pero cada vez agrega algo, como si abriera puertas o contenedores para dar acceso a un conocimiento más profundo y articulado. Mientras volvía a contarme la historia de los dogon ha bebido unos vasos de cerveza. En una pausa, ha comprado carne para la comida de mediodía de toda la familia y ha discutido el precio del cuarto de cordero que el aprendiz de carnicero ha llevado en una palangana de metal, esmaltada de blanco.

---

el Mayo francés, los textos principales de la Internacional Situacionista, algunos ejemplares de un escrito suyo sobre socialismo en África («Les Difficultés spécifiques du socialisme en Afrique», en *Les Temps Modernes*, XIX, 1964, 215, pp. 1799-1820). El conjunto parecía trazar un camino preciso: de la Resistencia a la oposición a la guerra de Argelia, del compromiso tercermundista a la explosión de la crítica radical en Francia en 1968. Entre varios compramos las cajas y las regalamos a la biblioteca de la escuela de Diré. Los libros se conservan aún hoy en un sector que lleva el nombre de Dépinay.

A los sobrinos que querían comprar caramelos y golosinas les ha repartido monedas que iba sacando una a una con mano temblorosa de un viejo monedero de piel. Ha respondido a quienes le saludaban desde el callejón. Entraron algunos ancianos; y, después de saludarle, se sentaron en silencio en los bancos del patio, aguardando.

Hace calor, la sombra se ha llenado de moscas. La cerveza se entibia apenas se la saca de la nevera. Ahora Mamadu está cansado: su voz se ha vuelto débil, insegura. Los silencios se hacen cada vez más largos. Dice: «Han cambiado los tiempos, el mundo ya no es como antes. Tampoco las estrellas. Hay una, que sale detrás de casa y que hacia las tres o las cuatro de la mañana se hallaba justo en el rincón de la ventana de la habitación donde duermo. Ahora ya no está allí, se ha desplazado».

Le agradezco lo que me ha dado; me levanto y le estrecho la mano para saludarlo. Nos veremos mañana, *Inch'Allah*, «si Dios quiere».

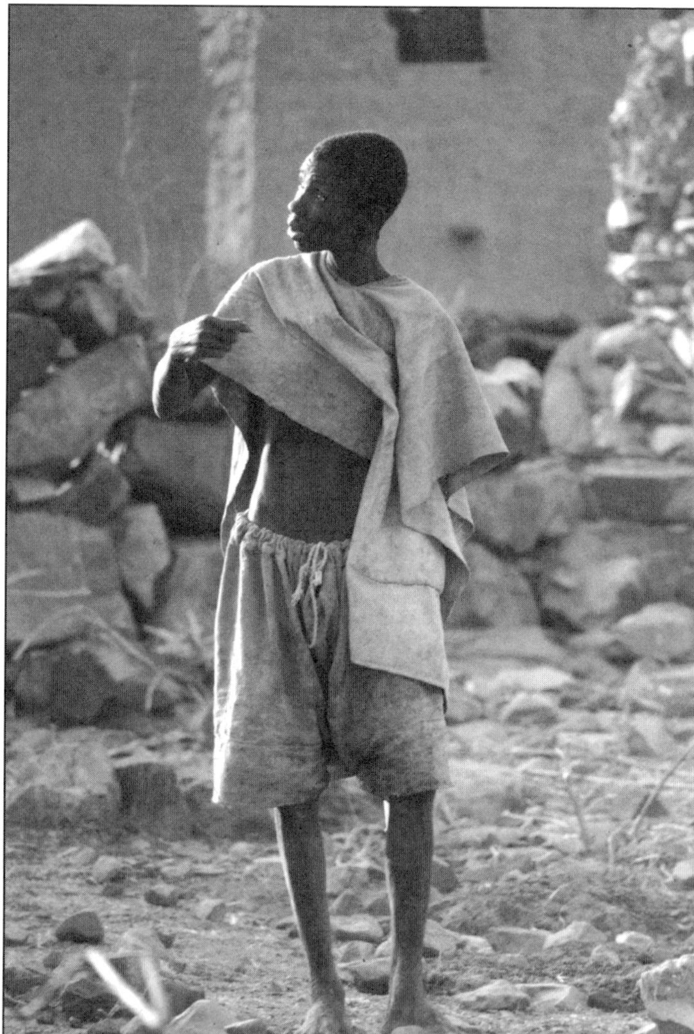

«Le fou du village»: ciego, manco y cojo, cada vez que llora en público anuncia un deceso inminente en la comunidad

3.

La curación del «viento»

EL LOCO AMIDU

Al día siguiente, una urgencia me obliga a postergar el encuentro previsto con Mamadu Kansaye. Han traído de lejos un «loco». Está atado. Lo ha traído hasta aquí su padre. Están en el patio, detrás del Centro de Medicina Tradicional; hace horas que esperan.

Amidu es alto, flaco, con el rostro regular y fino, la mirada directa y algo irónica. Una marca sutil, producida por la cuerda que le apretaba para atenuar el dolor de cabeza, le surca la frente de una sien a la otra. Detrás de la espalda, atada seguramente por alguien del oficio, que sabe qué efecto tiene la cuerda de fibra en la carne cuando oprime, una gruesa banda de algodón le mantiene ligadas las muñecas. Viste una túnica gastada y sucia, semejante a la del padre, que le acompaña. Son *bozo*, pescadores del río. Vienen de una aldea del delta interior,[11] a unos centenares de kilómetros al noroeste. El muchacho, como la madre y otros miembros de la familia materna, padece de *diède*, «viento», que cura el padre, curandero islámico. La madre era una de sus pacientes, a la que ha curado; pero la fuerza de la enfermedad del hijo supera su fuerza curativa y él no consigue explicárselo.

11. El «delta interno» del río Níger comprende una vasta región entre Mopti, Yuvaru y Tombuctu, que se inunda durante la crecida anual que se produce a poco de iniciarse las lluvias.

Diez días antes, el padre había soñado con hombres vestidos de blanco: todos alrededor del hijo, lograban curarlo. Médicos, pensó; y ciertamente los de Bandiagara, que curan *tibu sugu*, la enfermedad que le hace a uno «caer como una piedra»—la epilepsia—, y *ké-ké*, la «locura». Por tanto, puso mijo en un saco para el viaje, y antes del amanecer, su hijo delante y él detrás, se encaminaron hacia Korientze. Era día de mercado y tal vez encontraran plaza en uno de los *duduruni*, taxis rurales, que, una vez descargadas las mercancías, llevan pasajeros de regreso a Mopti. Allí, por la noche, cogerían un billete para Bandiagara. En Mopti, Amidu se había agitado repentinamente y resultaba imposible proseguir en esas condiciones. Por tanto, buscaron hospitalidad en casa de alguien de su pueblo que ahora es piragüero en el puerto, para esperar a que calmara el «viento» de Amidu. Al quinto día prosiguieron el viaje y llegaron a Bandiagara. Encontraron alojamiento en casa de un pariente lejano; y a las seis de la mañana llegaron al Centro: delante, Amidu con los brazos atados a la espalda; detrás, su padre con el saco de provisiones al hombro, ya casi vacío.

Amidu está sentado en el suelo junto a su padre. El intérprete resume la historia. Allaye, curandero dogon especialista en locura y guardián de los fetiches de una aldea de la meseta, escucha. Hace años que trabaja con nosotros; y hoy, día de mercado, ha pasado por el Centro y se ha detenido para enterarse de algo más acerca del loco llegado del río. De vez en cuando pide precisiones al intérprete. No comprende la lengua de los pescadores del gran río y sabe muy poco francés. Camina alrededor del muchacho mirándole atentamente: como a un animal desconocido. Durante un momento, Amidu sostiene la mirada; luego baja los ojos. Del curandero de la meseta, vestido con la ropa de algodón de color tierra típica del cazador, se cuentan en su aldea ritos cruentos y se habla de sus poderes mágicos. También el padre, que reza a Alá, se siente incómodo. El curandero lleva, bien visibles, los amuletos que le asocian a los fetiches que se custodian en los templos del bosque, condenados por el islam. Pregunto a Allaye de qué se trata: «Podría ser "viento", pero también locura debida al encuentro con los espíritus del bosque», dice.

Y hace un gesto para decir: después de todo, ¿qué importancia tiene?

Desde que colabora con el Centro, Allaye se ha habituado a las preguntas de los investigadores; pero a menudo siguen pareciéndole ridículas y sin sentido, como la importancia que los médicos dan al nombre de las enfermedades antes de empezar la cura. Él sabe que la enfermedad se revela en el curso de la lucha con el terapeuta, que la tiene que saber sacar de su reducto, desenmascarar, soportar y vencer. Para él, en este momento, lo importante no es el nombre de la enfermedad, sino cómo comenzar, por dónde cogerla. Para tener la máxima probabilidad de éxito, y reducir al mínimo el riesgo de que la retorsión le ataque a él mismo. Por esto es tan difícil curar la locura y la enfermedad que le hace a uno caer como piedra. Si te enfrentas a una más fuerte que tú, si no se ejecuta correctamente alguno de los ritos de protección, o si uno de tus hijos pasa por donde el epiléptico ha caído y ha tenido la crisis, o si te dejas contaminar por la espuma que sale de su boca, la enfermedad se apodera de ti y de tu familia. Es preciso tener mucho cuidado; y nunca se está del todo fuera de peligro.

Allaye se ha sentado bajo los arcos del pórtico. Espera a ver qué hace el blanco. Pregunto a Amidu cómo está, qué es lo que no va bien. Escupe, mira alrededor y hacia arriba, hace muecas y luego empieza a reír. Susurra algo, pero el intérprete no alcanza a descifrar sus palabras. Desde su puesto de observación, Allaye ríe mientras sacude la cabeza. ¿Qué sentido tiene hablar con un «loco»? Es evidente que su palabra es confusa, que carece de sentido. ¿Se trataría acaso de hacer correr a quien tiene una pierna rota?

Pregunto al padre si puede encontrar alojamiento en la ciudad. Un pariente lejano, dice, tiene una casa deshabitada en la periferia. Puede estar allí, pero el mijo que ha traído está a punto de acabarse. Le pido que piense si puede quedarse quince días en Bandiagara y regresar al ambulatorio a mediodía. Lo agradece; se levanta y se marcha. Mientras tanto, la calle se ha animado a causa del mercado. Colas de mujeres que vienen de las aldeas vecinas. De lejos, idéntico perfil: dos o tres cestos sobre la cabeza, el más grande debajo y los otros encima, en equilibrio, sujetos por una red de malla amplia. El pecho desnudo, el *pagne* azul oscuro a la vista. El mismo paso, un brazo en alto para sostener el primer cesto, mientras que el otro se mece rítmicamente a lo largo del cuerpo. Hablan en voz alta, ríen, saludan a las personas con las que se encuentran. Callan de repente, aunque sin cambiar el paso, cuando ven a Amidu con los brazos atados detrás de la espalda, que, con su padre, se dirige a la ciudad.

Cuando regresan, han encontrado alojamiento y alimento para quedarse. El padre nos habla de Amidu. Tiene diecisiete años, es el primogénito. Siempre ha trabajado bien, tanto en el campo como en el río. Era el mejor en la escuela del Estado. Tuvo que dejarla el año de la gran sequía, porque su familia no podía mantenerlo lejos de casa; entonces ingresó en la escuela coránica de la aldea.

Un mes antes, mientras el padre estaba de viaje, de golpe, le atacó la enfermedad. Se le puso el cuerpo muy caliente; decía palabras incomprensibles, mezcladas con nombres de lugares y de personas. No dormía; parecía tener miedo; trataba de escapar. Le ataron y le encerraron. Al quinto día de enfermedad, regresó el padre. Le desataba por la mañana y le vigilaba durante el día. Por la noche le ataba para evitar que huyese mientras él dormía.

Era la primera vez. Desde pequeño, Amidu había sido charlatán y desobediente. A los cuatro años se cayó del gran árbol del cementerio, al cual el padre le había prohibido subir. Cayó sobre una tumba y se rompió la muñeca. A los siete, por haber querido entrar en el estanque, estuvo a punto de ahogarse y permaneció inconsciente durante unas horas.

Ahora Amidu duerme poquísimo; canta, llora, con frecuencia es agresivo con el padre, ya no reza, se desnuda. En los primeros días, se orinaba y defecaba en los pantalones.

El padre ve en sueños si puede curar o no. En el caso de Amidu, ha visto que la enfermedad «no le pertenecía». Piensa que es «viento». La madre había sufrido esa enfermedad mientras le daba el pecho. Había dejado de comer y de trabajar. Ya no rezaba según la regla; en una ocasión había intentado estrangularlo y mientras él dormía le cogía el sexo y se lo estiraba con violencia. Durante tres años la locura iba y venía. Luego desapareció.

El «viento» ataca a los que tienen la «cabeza ligera», a los más débiles. Entra en el cuerpo por las narices u otros orificios; o «se asienta en la cabeza». Calienta el cuerpo y lo pone rígido; aprieta los dientes y produce dolor de cabeza. Entonces se dicen y se hacen cosas sin sentido. Si no se cura, el enfermo puede matar. No es locura, pero puede llegar a serlo.

El viento lleva los espíritus que se desplazan con él. No el viento fuerte, que precede a la lluvia, ni el de arena, que anuncia el fin de la estación seca, sino los vientos suaves, imprevistos, insidiosos. Y ante todo, las ráfagas y los torbellinos que recorren la meseta entrecruzando los senderos, levantando arena y hojas secas. En ellos viven espíritus del bosque y almas de difuntos que no encuentran la paz: la prueba es que si se lanza a través de ellos un cuchillo, quedan gotas de sangre en tierra.

Por otro lado, los discípulos coránicos, en su ascención hacia el conocimiento, corren el riesgo de la locura si, al meditar sobre el Corán y recitarlo, «hacen descender los ángeles sobre ellos» antes de tener la fuerza y la técnica necesarias para hacerlos regresar al cielo. Entonces los espíritus quedan «sobre su cabeza» y ellos terminarán por no soportarlos y perder el equilibrio.

Mientras el padre habla, Amidu está inquieto. Silba, canta fragmentos del himno nacional, se levanta, hace pasos de danza, mira hacia arriba y alrededor, guiña los ojos, ríe. De golpe parece preocupado por escenas invisibles. Imita los gestos de los demás. Su palabra es incomprensible. A veces repite, distorsionadas, las últimas palabras del intérprete.

Allaye, el curandero dogon, no ha asistido a este segundo encuentro. El padre ha sido claro; su sueño ha mostrado el camino de la curación, que pasa por los médicos vestidos de blanco del Centro, no por las prácticas impías de los fetichistas de la meseta. Por tanto, rechaza a Allaye, quien, por su parte, no parece de todos modos considerar que el enfermo sea de su competencia. Pido al padre que desate a Amidu y le aseguro para ello que nuestras medicinas, al inducirle a dormir, le impedirán escapar. Amidu se mira atentamente las muñecas libres: ninguna herida. Entonces aplaude y da dos pasos de baile. Entregamos al padre los fármacos para Amidu al tiempo que le pedimos que venga al ambulatorio todos los días y mañana, al salir el sol, al laboratorio, para la toma de muestras.

NOSOGRAFÍAS CONFRONTADAS

En la sala de reuniones, alrededor de la gran mesa circular de madera, el grupo de trabajo discute sobre la locura de Amidu. ¿Qué es el «viento»? ¿Y qué es esta «locura» que los dogon llaman «masculina, caliente»—impetuosa, bulliciosa, explosiva, ardiente—, en oposición a las «femeninas, frías», que paralizan a la persona, la asechan lentamente, la consumen desde dentro? Como otros, Amidu vive una crisis violenta que le pone en peligro; a menudo estas crisis se extinguen y la persona queda exhausta, pero intacta. Estas formas, tan frecuentes aquí, son raras en Europa. ¿Qué las asocia al lugar, el clima, la lengua, las tradiciones y las estrategias de supervivencia? ¿Y qué a las características de la persona y a las de la cura? Por lo demás, ¿cómo obrar con Amidu, y con su padre, para que en poco tiempo el «viento» que padece se calme y no vuelva a agitarle y desequilibrarle?

Son preguntas que el grupo de trabajo se plantea desde hace bastante tiempo. Intérpretes, médicos, asistentes a la investigación, antropólogos, psiquiatras, psicólogos, italianos y malíes, nunca agotan la confrontación. Es interminable, nunca hay respuesta definitiva. Cada vez se añaden más piezas, lo que hace menos vaga la visión de conjunto. También aquí, al igual que en la transmisión oral del saber, como en el recorrido iniciático, se descubren continuamente dobles fondos, otros planos, bastidores sucesivos. El esfuerzo por conocer al otro es inagotable: y en el curso de este ejercicio, mientras se mezclan saberes, lenguas, historias y pieles diversos, el otro continúa conservando un margen de misterio; cada uno se descubre otro para los demás.

Sin embargo, en estos años se han establecido ciertos puntos firmes. No es posible traducir directamente a categorías médicas las que usan los curanderos, pues éstas no encuentran correspondencia en nuestro sistema nosográfico.[12] Hay una diferencia cualitativa, de fondo, entre el pensamiento médico y el de los curanderos dogon. Por ejemplo, parece que la adquisición y el uso de la escritura (con la consiguiente posibilidad de confeccionar listas, repertorios y textos, de compararse con un saber objetivado, dotado de vida propia y circulación autónoma) determine una discontinuidad sustancial con el estilo cognitivo de las sociedades ágrafas.[13] Por otra parte, en la meseta es más difusa la línea divisoria entre el pensamiento lógico, constituido por cadenas secuenciales de causa y efecto, y el analógico, hecho de enlazamientos por coincidencias, semejanzas, ecos e intuiciones. El primero no se ha desarrollado sobre sí mismo, como en las sociedades técnicoindustriales, relegando al segundo a lo degradado: depósito de íncubos, miedos, horrores feroces.

Por el contrario, el curandero practica y sabe usar la fuerza que se halla en lo inculto, en la noche. Conoce el pe-

12. A propósito de las correspondencias entre categorías nosológicas dogon y médicas, véase P. Coppo, B. Fiore, N. Koné, «“Gámma”, catégorie nosologique dogon», en P. Coppo y A. Keita, comps., *Médecine Traditionnelle. Acteurs, itinéraires thérapeutiques*, «E», Trieste, 1990, pp. 173-92.

13. Para un análisis de la importancia que tiene el acceso a la escritura en la determinación de la visión del mundo y de su categorización, véase J. Goody, *L'addomesticamento del pensiero selvaggio* (1977), Milán: Angeli, 1990.

ligro; pero en eso reside su desafío, su papel de intérprete y de mediador: en ir al otro mundo y apoderarse allí de fuerzas, significados y objetos para llevar al mundo del día, a los espacios bien ordenados de la aldea y de la cultura.

El paso de un mundo de pensamiento a otro, del día a la noche, de la razón al sueño, es aquí menos difícil y suscita menos miedo a perderse. Y a la inversa, del viaje a la no razón se regresa fácilmente: las puertas han quedado abiertas atrás. ¿Es acaso por esto que a menudo las crisis de «locura» se extinguen y permiten a la persona regresar al mundo ordenado de la cultura?

Por cierto que es imposible comparar el ser-en-el-mundo de un curandero o de un campesino dogon con el habitante de una sociedad alfabetizada, industrial o posindustrial. Su mundo está lleno, hay continuidad entre los seres vivos, los que le han precedido y los que vendrán, entre seres humanos, plantas y animales, entre criaturas naturales y espíritus. El espacio circundante no está vacío, sino habitado; los movimientos del aire, las sombras ocultan presencias. La persona está inmersa en un fluir que enlaza tiempos y lugares, es nudo de una red, no individuo aislado, encerrado en un espacio-tiempo separado.

En África no ha tenido lugar la revolución de la Ilustración, ni la separación entre cuerpo y alma, ni el dominio del capitalismo que quiebra vínculos y solidaridades en nombre de la competitividad, de la circulación, de la equivalencia.[14] Las personas se construyen de otra manera, con otros tiempos y modos. Su identidad está ligada al grupo más que al Yo singular. Por esta razón, no es bueno diferenciarse demasiado de los otros. La fuerza que permite subsis-

14. Las relaciones entre psicopatología, estrategias de sobrevivencia, modo de producción y cultura son objeto de estudio de la etnopsiquiatría o psiquiatría transcultural. Por lo que respecta en particular a la relación entre síndromes depresivos, característicos de la Europa moderna, el papel de la industrialización, el capitalismo y el protestantismo, véase, entre otros, H. B. M. Murphy, *Comparative Psychiatry*, Nueva York: Springer, 1982, pp. 116-20.

tir en un mundo tan difícil reside precisamente en el estar juntos.

La cura de la enfermedad tiene la misma cualidad: involucra siempre al grupo. No utiliza técnicas aisladas, sino un enfoque global, indiviso, a veces duro, que no conoce distancias entre curandero y enfermo.

En definitiva, somos nosotros, los del «primer mundo», los que nos hemos separado dramáticamente de todo lo que nos ha precedido, de lo cual somos proclives a perder conciencia y que tendemos a desvalorizar y negar, o que, en el otro extremo, mantenemos encerrado en retóricas y modas nostálgicas. Nos hemos construido rompiendo ligazones diacrónicas y espaciales. Sólo podremos operar si negamos toda continuidad sustancial con los otros seres vivos. Hace tiempo que hemos despreciado toda negociación con la materia, por considerarla objeto inanimado de dominación.

Por tanto, no es asombroso que no logremos comprender y que la traducción de *diède*, el destino de Amidu, por «viento», nos deje presos de una metáfora que mantiene intacto su valor de enigma. Por otro lado, Amidu presenta señales ciertas de enfermedad en el cuerpo: el «cuerpo caliente» por la noche, el dolor de cabeza tan fuerte que le obliga a atarse y oprimirse las sienes. Muchas son las enfermedades que atacan aquí con tanta violencia el cuerpo que desequilibran el espíritu. El grupo de trabajo considera necesario que, a la espera de los resultados del laboratorio, el médico le visite a fondo y haga otras preguntas al padre y a la madre. Para hacerlo, decidimos visitarle por la tarde en la casa donde se ha alojado.

CONFIANZA EN LOS DOCTORES

Un muro bajo de arcilla erosionado por las lluvias circunda un terreno desnudo. Al fondo, tres habitaciones, una de ellas semiderruida. En lugar de puertas y ventanas tiene, fi-

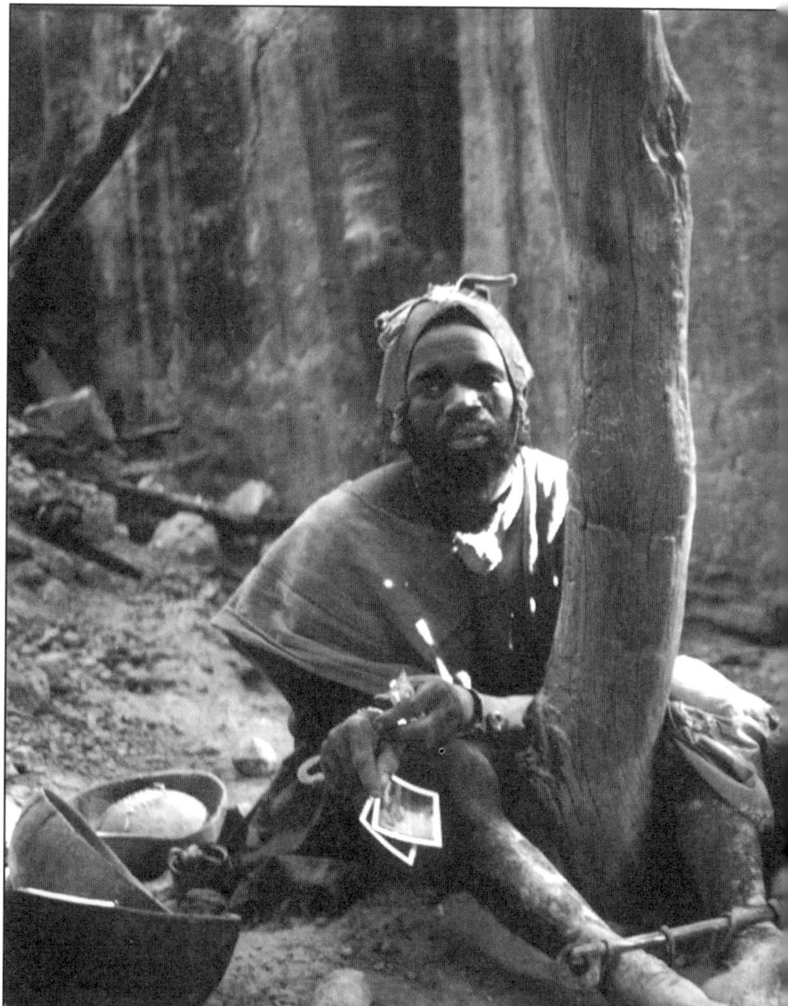

Inmobilizado durante nueve meses a causa de sucesivos fracasos terapéuticos, el joven sostiene sus retratos en Polaroid, cerca de su altar animista particular, al que ha incorporado un *blister* de neurolépticos

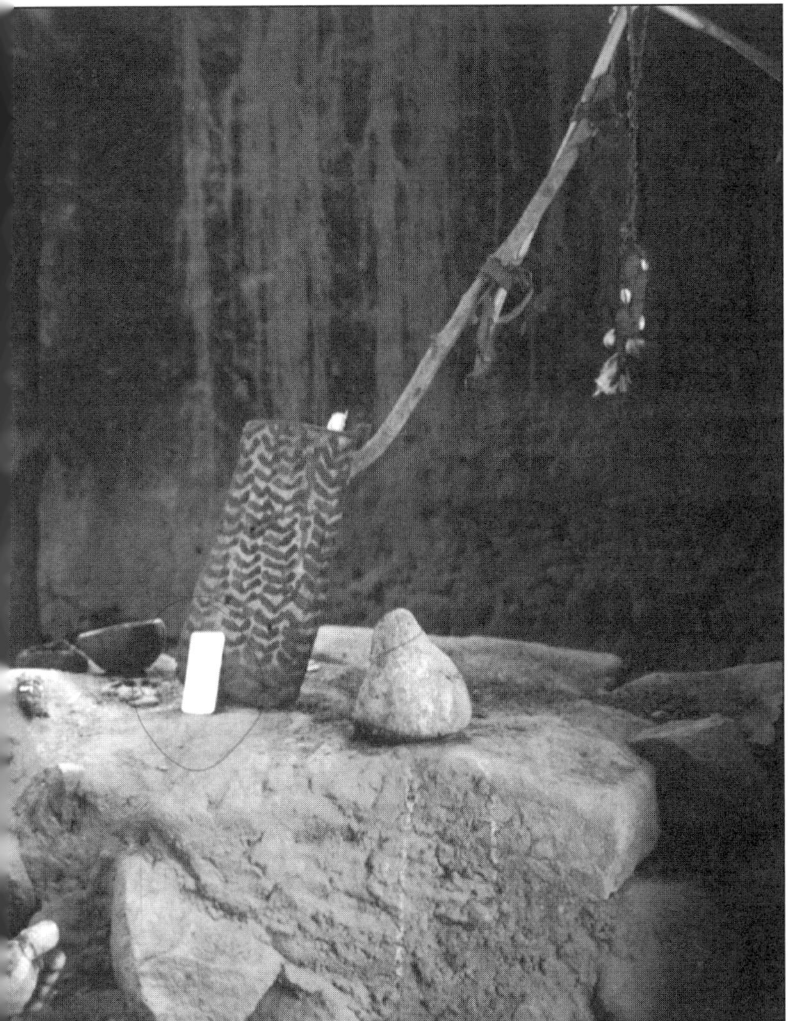

jados en lo alto con clavos, paños de color que el viento mueve e infla.

Delante, en la sombra que el sol proyecta sobre la tierra batida del patio, hay dos mujeres sentadas en una estera. Tienen el pelo trenzado, untado de grasa y decorado con pequeños adornos. Se destacan sobre la piel clara de la más joven, que lleva un niño al pecho y tiene los labios tatuados de azul oscuro. Sobre el suelo, junto a ellas, dos *calebasses* de leche, cubiertas por discos de paja prietamente trenzada.

Al oírnos llegar, el padre de Amidu sale de la oscuridad de la habitación apartando con el brazo la cortina roja y amarilla. Nos presenta a las dos mujeres peul, que acaban de llegar de la llanura: la mayor es la madre del enfermo, también ella víctima del «viento», a la que Amidu había curado unos años antes. Nos saludamos; y la mujer se encomienda prolongadamente a Dios y a nosotros.

Debido a la reverberación de la luz vespertina, el interior de la habitación parece oscuro. Amidu está echado de lado en el suelo, hecho un ovillo y con la cara entre las manos. Las moscas, que el padre espanta con el abanico, zumban alrededor de su cuerpo. El padre, junto con nosotros, se congratula de la fuerza de nuestra medicina. Le ha dado el primer comprimido hace unas horas y desde entonces descansa. Pero rehúsa el agua y el alimento; si le fuerza, escupe lo poco que logra meterle en la boca.

El médico pide visitarle. Se acerca a Amidu y le llama muchas veces por su nombre, pero no hay respuesta. Entonces, dulcemente, pero también con firmeza, le aleja las manos del rostro. De los ojos manan lágrimas que caen por las mejillas y dejan huellas sobre la piel sucia de tierra. Lentamente, le dan la vuelta. Los pantalones de tela remendada, sujetos por una cuerda, están empapados de orina. El médico le examina cuidadosamente. Tiene el cuerpo caliente, la presión baja, el pulso regular y rápido. Amidu no presenta ninguna resistencia. El médico desliza la mano debajo de la nuca del muchacho, le levanta la cabeza y la hace girar: no hay rigidez ni dolor. Pero cuando retira la mano, la cabeza queda levantada a unos centímetros de la estera. Luego le coge el brazo y lo levanta. Así queda, en el aire, en la posición en que el médico lo ha dejado. Entonces el médico llama al psiquiatra: se miran. Ha leído en los libros acerca de la «señal del cojín», de la «flexibilidad de cera», que el psiquiatra ya ha observado otras veces.

El padre sigue atento. Capta la mirada de entendimiento entre ambos, pero interpreta erróneamente su significado. Asiente, sonriendo. Amidu nunca ha presentado este tipo de señales. Los comprimidos de los médicos vestidos de blanco ya han tenido un primer éxito: han hecho surgir la enfermedad, la han obligado a salir al exterior, a mostrar su rostro oculto. Está satisfecho, ha leído bien el sueño: ése es el camino de la curación.

En cambio, el médico está preocupado. Amidu tiene fiebre, es imposible hablar con él, rehúsa agua y alimento. Podría llegar a ser difícil administrarle fármacos por vía oral, así como el agua y las sales que el calor de esos días vuelve indispensables para su supervivencia. Si se negase a beber también mañana, habrá que pedir al médico del Centro de Salud que le alimente y le hidrate por vena. Hablamos de ello al padre: reafirma su absoluta confianza en nosotros. Hará lo que digamos.

Al salir de la habitación nos detenemos con las mujeres. Pido a la madre que nos hable de Amidu y de su enfermedad. Pero es el padre quien toma la palabra e insiste que a Amidu la enfermedad le viene de la madre, de la leche que mamó cuando ésta padecía el «viento». Repentinamente interviene la mujer para negarlo. Cuando lo amamantaba, la enfermedad ya había desaparecido. El padre la interrumpe con rudeza para contradecirla. Le pido que la deje hablar. Contrariado, el hombre calla y la oye contar los éxitos escolares del hijo y comentar su fervor religioso y su esfuerzo para aceptar la disciplina que le imponía el padre. La mujer habla del «viento», al que está acostumbrada como a un destino familiar. Pero no reconoce en el hijo su misma enfermedad, ni la de su hermana, ni la de su madre, que todavía la padecen, en una aldea cercana al río. No está segura de que lo que afecta a Amidu sea el «viento» y la gente y los sabios a los que ha preguntado tampoco están de acuerdo. De cualquier manera, confía en nosotros. Los hijos menores han dejado la casa. Haría cualquier cosa para que Amidu se curara. Calla; y por un momento permanecemos en silencio.

Así hablan los hombres, hasta agotar la palabra. Así los que escuchan dejan tiempo al hombre para mirar en sí mismo, para asegurarse de que no tiene nada más que agregar, y dan tiempo a su palabra para que se deposite en el fondo. Esto no suele concederse a las mujeres. Luego nos levantamos mientras saludamos. Mañana, uno de nosotros vendrá a ver cómo ha pasado la noche Amidu.

Al salir, el médico mali dice: «No se quita la palabra al marido para dársela a la mujer. Esto no se hace: puede comprometer la confianza que el hombre ha depositado en nosotros».

Mientras me dirijo a casa andando, pienso en el orden tradicional, fundado en la jerarquía de género y de edad. Por cierto que en aquel mundo no hay angustia de identidad. Hay un lugar preciso reservado para el que nace. Se trata de llenarlo y de dar cumplimiento al destino propio y al mismo tiempo confirmar el tejido de la comunidad. Pero la exuberancia de la vida no tolera bien los límites y los itinerarios trazados de antemano. Ahora se coaliga ya con los modelos importados de las grandes ciudades de la llanura y de la costa, adonde los jóvenes de la meseta migran por unos meses cuando se ha acabado el trabajo en el campo. La escuela, las películas, la música y las canciones de la radio y de las cintas cuestionan relaciones y destinos que hasta hace muy poco se daban por descontados. Muchos jóvenes están convencidos de que saben más que sus padres. ¿Cómo podrían, pues, aceptar luego sus consejos, o, peor aún, sus órdenes?

Por cierto que, tras haber puesto la Tradición en tela de juicio, es posible perderse en tierra de nadie.

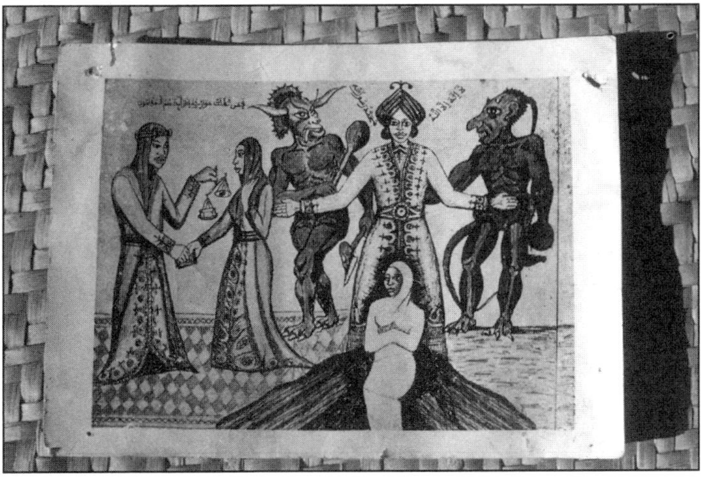

Estampa islámica: el profeta taumaturgo impide que los demonios se apoderen de un cuerpo

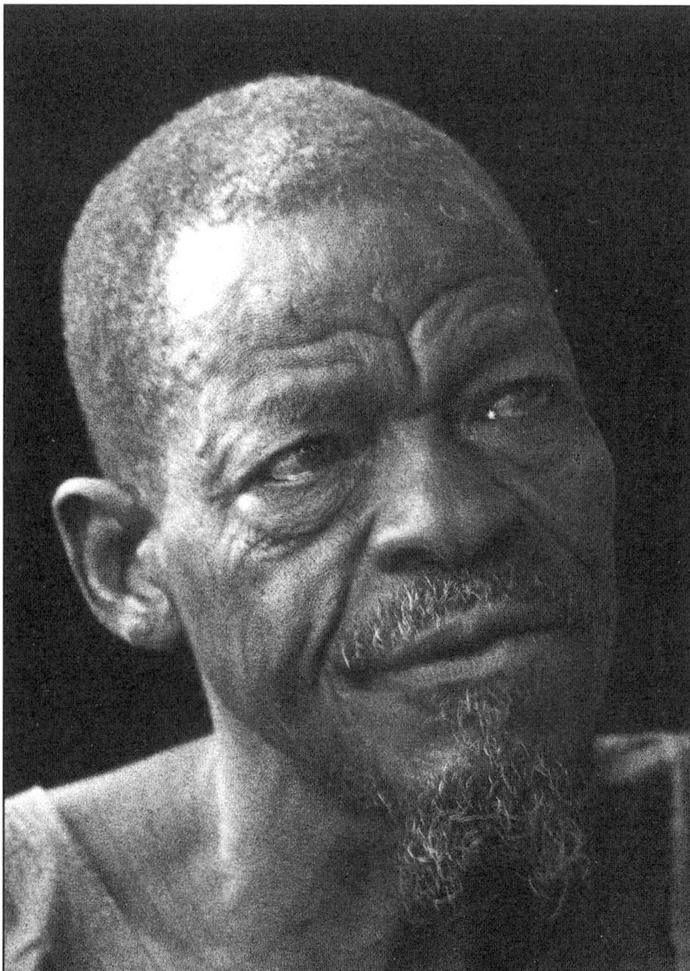

Kasselem Sagara

4.

Sagara Kasselem, el padre

EN LA MESETA

Allaye está en el sendero, bajo el baobab próximo a la casa. Treinta años, el cuerpo fuerte y enjuto, el rostro grande y dulce de su padre Kasselem, famoso curandero de la meseta. Se quita el gorro de lana y hurga en él buscando la caja del tabaco para masticar. Tiene el pelo trenzado al estilo de uno de los peinados tradicionales dogon. Vuelca en la palma de la mano la porción de tabaco que luego se lleva a la boca; con un rápido movimiento de la lengua la recoge entre los dientes y el labio inferior. Con esa hinchazón, que le deforma los labios como si hubiera recibido un golpe o tuviera un diente infectado, presenta una expresión cómica. Viene del mercado; ha visto a sus pacientes en la ciudad; está listo para regresar a la aldea. Ha recibido ochenta kilos de mijo del Centro, que es la contribución para dos meses por la carga que le supone el hospedar a enfermos, a menudo no autosuficientes. El mijo ya está en el coche. Le acompañaré a la aldea y veremos juntos a los enfermos que tiene en tratamiento.

Levantando polvo en el camino que sale de la ciudad, llega ya el coche que nos recogerá. En las últimas casas emprenden carrera dos perros que persiguen el vehículo sin dejar de ladrar y tratando de morder las ruedas delanteras. Lo veo zigzaguear: el conductor se divierte. Preparo la bolsa con los fármacos, la de la grabadora, la cámara fotográfica y el cuaderno; el saco con el cuchillo y cartuchos; el fusil y el bidón de agua filtrada.

Allaye junta sus cosas: una vieja batería de coche, que le regalaron en el Centro y de la cual fundirá el plomo. Haciéndolo gotear en el agua a través de un filtro hará con él balines para el viejo fusil de avancarga. El saco de piel con los caramelos para los hijos, que compró en el mercado junto con una camisa. La ha escogido entre el montón de ropa usada que, vaya a saber por qué caminos, llega de Estados Unidos a través de la Cruz Roja y se vende en el mercado a cuatrocientas liras la pieza. En otro saco, más pequeño, recipientes con remedios y material para la adivinación: conchas, estatuillas y amuletos. El hacha dogon y el nuevo fusil de retrocarga, que produce el herrero de Ningari según el modelo de los Simplex franceses, utilizando caños de bicicleta. Zapatos chinos amarillos de plástico para usar de noche, en el bosque, a fin de proteger los pies de las serpientes. La linterna Tiger, china, a la que acaba de cambiar las pilas.

El conductor desciende del coche y, con alegría y en voz alta, intercambia los saludos rituales mientras carga el equipaje. Antes de partir, el intérprete bebe un sorbo de agua que coge de la nevera de butano: todo un lujo que no hay que perderse cuando se tiene al alcance de la mano.

Ya atrás el valle de Bandiagara, el coche sube lentamente la falda de la colina. En rigurosa primera, las ruedas pasan de una piedra a otra, adaptándose a aristas y escalones. No queda casi nada del camino que, en la época de los franceses y a las órdenes de militares blancos, habían construido y luego mantenido grupos de jóvenes llegados de las aldeas vecinas. Hoy, a los dogon les basta con que pasen las motocicletas y los carros tirados por burros, que van cada vez más lejos en busca de leña para quemar.

El conductor evita las piedras más grandes y las púas de madera que afloran en los sitios donde se ha talado árboles y maleza. A la vista de la duna pelada, pasto de gacelas y avutardas, el terreno se vuelve llano y el coche corre más velozmente. Antes del puente sobre el *Yamé*, un grupo de pintadas salvajes cruza el camino delante del coche. Allaye hace una indicación al conductor, que para suavemente. Bajamos, preparamos los fusiles y corremos encorvados, uno a la izquierda y el otro a la derecha.

Las pintadas nos alejan mucho. De vez en cuando, entre la maleza, las veo correr entre las piedras. Están demasiado lejos para dispararles. No sé dónde está Allaye. Finalmente, un disparo, delante de mí, a la derecha. Me uno a él: corta con el cuchillo el pescuezo de la gallina herida. No se come carne a la que no se haya despojado de la sangre. Al menos se hace el gesto, aun cuando el animal ya esté muerto; la gente tiene que verlo con la garganta abierta. Allaye vierte sangre de la garganta del animal sobre los amuletos que cuelgan de la culata del fusil: minúsculos cuernos de gacela con la base ceñida con cuero trenzado. Es una pintada preciosa, pesada; las mujeres y los hijos del curandero se pondrán contentos. Pero él está de mal humor. Ha disparado al mismo tiempo a dos que iban juntas, pero sólo cayó una. No tiene sentido disparar a una sola: un cartucho cuesta quinientos francos,[15] que es lo que vale una pintada viva en el mercado. Una vez que yo les había disparado en vuelo, me lo reprochó: mayor riesgo de errar y, en cualquier caso, una sola gallina.

Mientras regresamos me muestra el sitio donde, de muchacho, había disparado con el fusil de avancarga a una piedra lisa y redonda, de esas que los niños buscan para los fusiles de los padres en los lechos de los torrentes, ante los ojos de un facoquero enorme. Y también la dirección en que luego huyó delante del animal furioso. Reímos.

Cuando llegamos a la aldea, pasando junto al pozo, cae la noche. Las mujeres cogen agua por segunda vez durante el día; llenan recipientes de terracota, que con esfuerzo levantan para ponérselos sobre la cabeza. Mientras se dirigen a la aldea, el agua les gotea sobre la espalda desnuda. Hace muchos años, un italiano había propuesto al Consejo de Ancianos de la aldea que pusieran una polea para que las

15. El franco CFA, moneda corriente en el África francófona, con un valor de doce liras aproximadamente.

mujeres realizaran el trabajo más de prisa y con menos esfuerzo. Pero los ancianos se preguntaban con inquietud qué habrían hecho luego las mujeres una vez liberadas del trabajo durante una parte del tiempo. No se había vuelto a hablar del tema.

Nos reciben mujeres, niños y algún hombre que, de regreso del campo, se encamina al pozo a dar de beber a los caballos, fumando en la pipa el tabaco acre de la meseta. *Amba u dièle*, «Dios os ha traído»; *ghiné do*, «entrad en la casa». El coche se detiene bajo el gran árbol en cuyas ramas más altas están posados los gavilanes. De allí se lanzan en picado sobre gallos, gallinas y polluelos que se atreven a salir de los estrechos callejones de la aldea. Entonces corren desesperadamente para esconderse bajo un granero o en una casa. A veces queda flotando en el aire una nube de plumas, un poco más arriba del punto de impacto; mientras, el gavilán ha desaparecido con la presa en la espesura de las ramas. Se deja el coche y se sube por un callejón que, aprovechando las irregularidades naturales de la roca, lleva a lo alto, a la plaza del pueblo, donde se encuentra la mezquita, la *toguna*, un árbol de imponentes raíces aéreas, y la entrada a la concesión donde vive Allaye y donde, antes de él, vivió Sagara Kasselem, su padre.

UN ENCUENTRO

Trece años antes, en 1977, había vuelto yo a Mali, que conocía como turista, para comprender qué sucedía allí con la «locura». En Italia se discutía sobre las relaciones entre disturbios mentales y organización productiva y social. Una parte de los técnicos las consideraba producto de una organización social, la capitalista, basada en la explotación y la marginación. Se acusaba a la psiquiatría de que, al considerar como enfermedad el malestar, y aislarlo en manicomios y utilizar psicofármacos para calmarlo, contribuía a la producción de lo que luego pretendía curar. Mientras en Italia se realizaban las primeras y radicales experiencias de desinstitucionalización, en Inglaterra los antipsiquiatras proponían un modelo positivo de la crisis psicótica: el paso difícil, pero a veces necesario, al crecimiento individual que, si no se comprende y se respeta, sino que se lo reprime y ahoga, se convierte en verdadera locura: enfermedad, menoscabo y detención.

En Mali no había modo de producción capitalista y, con excepción de la División de Psiquiatría del hospital de la capital, dirigida por un enfermero, no había ni estructuras psiquiátricas, ni psiquiatras.

¿Qué sucedía en Mali, pues, con las perturbaciones mentales?

La División de Psiquiatría del hospital la habían construido los franceses para sus soldados y colonos, cuando enloquecían a causa de las fiebres, la nostalgia, lo que hacían y veían, o por penosos reconcomios que se habían traído de Europa. Después de la Independencia se llenó de malíes que, incluso de las regiones más remotas, llegaban allí por canales administrativos, médicos o policíacos. En 1977 se encerró a cerca de quinientas personas en una sala nacida para alojar a ciento cincuenta. Nadie sabía la cantidad exacta, entre evasiones, regresos, nuevas admisiones y fallecimientos. Dentro había todo lo que se encuentra en casi cualquier manicomio del Tercer Mundo, y, hasta hace unas décadas, también en los de una buena parte del primero. Despojos humanos encerrados desde hacía años, sin tratamiento alguno. Grandes habitaciones pobladas por hombres desnudos, tendidos entre sus excrementos. Celdas con puerta de hierro; al caminar por el corredor se veían manos tendidas a través de la abertura entre puerta y suelo, pidiendo. Una mujer, desnuda, acurrucada en el vano de la ventana, agarrada a los barrotes.

La mortalidad de la sala era la más alta del hospital, mayor que entre los pacientes con enfermedades infecciosas, mayor que en Cirugía. Y es que, muy sencillamente, allí no había cocina. Los internos comían únicamente si alguien de fuera les llevaba algún alimento. Pero a menudo las familias estaban muy lejos y, entre las más cercanas, muchas sólo querían olvidar la vergüenza de haber dado uno de sus hijos al *Cabanon* de los locos.[16]

Antes había trabajado allí un neurólogo yugoslavo. Se decía que se había enriquecido con los abortos de las amantes de los notables. Practicaba la terapia de descondicionamiento con los homosexuales, obligándolos a hacer el amor en celdas, entre excrementos y vómitos, con el fin de que asociaran para siempre su «vicio» con lo más desagradable y repugnante. Para curar el alcoholismo había introducido el Antabuse, que era un comprimido para producir intolerancia, y luego un vaso de la bebida alcohólica preferida. En un gran espejo el paciente se veía ponerse morado, hincharse y vomitar hasta el desmayo.

Después de él había trabajado el primer psiquiatra Mali, formado en Francia. En la medida de sus posibilidades, había tratado de aplicar lo que había aprendido. Fichas clínicas, diagnósticos, terapias farmacológicas. Nombrado director del hospital, había abandonado la sala, que confió a un enfermero especializado en psiquiatría, asistido por guardianes y «peones». El enfermero hacía lo que podía; y buscaba ayuda. En su opinión, lo más importante era evitar que ingresasen allí pacientes que a veces venían de muy lejos. No había nadie que los alimentase y ayudase; con frecuencia no entendían la lengua; campesinos y pastores como eran, no se adaptaban a la ciudad ni al hospital. Pero, fuera, los médicos no querían saber nada de los «locos»; y, cuando la administración los obligaba a interesarse por ellos, los enviaban a Bamako. Habían aprendido en la escuela que la

16. En las sociedades rurales africanas, cuando se han agotado sin éxito todos los medios de cura y el «loco» continúa representando un peligro para los otros o para la propiedad, la gran tolerancia ante la «locura» da paso a duras prácticas de contención y reclusión. En el pasado, la última medida era atar al «loco» en una casa aislada y dejarlo sin agua hasta que muriera. La ausencia de cocina en el pabellón de psiquiatría del hospital podría reflejar paradójicamente esa medida extrema.

«locura» es una enfermedad para especialistas; que es en todo caso peligrosa y, sobre todo, difícil y ardua de curar. No era competencia del médico rural, sino de los especialistas de la capital o de los curanderos que, distribuidos en todo el país, sabían cómo tratarla.

El enfermero hablaba con los curanderos, con los que venían a Bamako, llamados por los poderosos para que curaran enfermedades o para que leyeran su futuro y los protegieran con amuletos. Finalmente, dijo: «Aquí recibimos los desechos, los fracasos de los curanderos. Si quieres ver de verdad qué sucede, tienes que ir adonde ellos están, en el campo o en el bosque. Ve a ver un curandero. El más famoso es Sagara, en la meseta dogon».

Había recorrido en *duduruni* los setecientos kilómetros que separan Bamako de la aldea de la meseta donde vivía y trabajaba Sagara Kasselem. Había estado con él unos días. Me había recibido bien, con curiosidad y generosidad. Era la primera vez que le buscaba un blanco. Era el segundo que entraba en la aldea con posterioridad a los militares franceses del reclutamiento obligatorio, a comienzos de la Segunda Guerra Mundial. Antes que yo, un joven había plantado su tienda cerca de allí y hablaba a los niños. Se decía que era un sacerdote católico, pero nadie podía asegurarlo. Se había quedado un mes y luego se había marchado. Había sido verdaderamente amable.

En el curso del primer encuentro, en presencia del jefe de aldea y del Consejo de Ancianos, yo había explicado lo que quería: encontrar un colega e intercambiar conocimientos con él. Al llegar su turno, Sagara había respondido: «Un brujo encuentra un brujo y se hacen amigos. Un ladrón encuentra un ladrón y se hacen amigos. Un curandero encuentra otro curandero y se hacen amigos. Es una suerte que hayáis venido».

Y de verdad nos hicimos amigos, todo lo que nos permitió la escasez del tiempo y las dificultades idiomáticas. Recuerdo los diálogos y los complicados recorridos de la palabra que implicaban: de uno de nosotros al intérprete y luego de éste al otro, a veces con la intervención de alguno de los presentes, al atardecer, en las vigilias alrededor del fuego. Sagara no creía que el hombre hubiese hollado la Luna. La radio había dicho que antes había girado en torno a ella: cosa imposible, dado que la Luna está adherida a la bóveda celeste. Ese detalle, para él indudablemente falso, invalidaba todo el relato. No hay que fiarse de un hombre que ha mentido una vez. Pensaba que cada día se levantaba un trozo de sol para morir: así, antes o después, se acabaría el mundo. Había aceptado colaborar con el extranjero porque, decía, «el espíritu de los dogon está atado al tobillo como el grillete de los esclavos; mientras que la palabra del blanco llega lejos, sobre el papel o con la radio». Por cierto, habría tenido mucho que aprender.

Cuando asistía yo a sus tratamientos o cuando, en el bosque, buscábamos hierbas, no se admitía al intérprete; entonces nos explicábamos con gestos o con las pocas palabras comprensibles para ambos. Al regresar, trataba de comprender mejor, por intermedio del intérprete, y no siempre obtenía respuesta. Más tarde solía preguntarle si quería saber algo. A veces evitaba pensar en ello; a veces quería que le hablara de Italia, de qué y cómo vivía la gente. Entonces siempre había un joven que se entremetía en la conversación para preguntar por la nieve. Por mucho que yo me esforzara en explicar cómo era, se quedaba pensando con aspecto soñador, y la próxima vez repetía exactamente la misma pregunta.

A Sagara lo acompañaba siempre uno de sus hijos, un hombre joven, con la mirada dulce e inteligente, empeñado en comprender. Era Allaye, el hijo escogido para la sucesión. A trece años de distancia, recuerda todos los detalles de aquellos días que pasamos juntos.

Yo había regresado a Italia encantado. La belleza de los lugares, la increíble coherencia de aquella vida, donde nada parece extraño: muros, casas, hombres, objetos, palabras, fortalezas, paisajes, danzas, todo era homogéneo, hecho de la misma materia. La apertura y la disponibilidad de las personas. Pero, sobre todo, el arte de curar de Kasselem. Decía que en unos pocos años más tendría que renunciar, porque envejecía, y para luchar con los locos en crisis hacía falta fuerza física. Cuando querían huir para perderse en el bosque, a riesgo de hacerse daño o morir—entonces era preciso pedir ayuda a toda la aldea para buscarlos—, lo mejor era atarles primero los tobillos con hierros del herrero; pero para eso había que ser capaz de cogerlos e inmovilizarlos. Los hospedaba en su casa, a veces durante meses, para tenerlos a la vista. Por la noche, si no dormían, gritaban, cantaban y declamaban plegarias estrafalarias, de modo que tenía que levantarse y tratar de calmarlos. Él no disponía de las poderosas medicinas que había visto utilizar en Bamako, en el *Cabanon*, la División de Psiquiatría. Ésas sí que eran fuertes. Hacían dormir y transformaban al loco más peligroso en un niño obediente. Curar la locura era trabajoso y empezaba a sentirse cansado.

Me había impresionado su ternura cuando sujetaba, abrazándolos, a los pacientes en crisis, o cuando masajeaba, con manos de campesino, las piernas anquilosadas por tantos días de cadenas. Y cómo los acompañaba, paso a paso, en su regreso a la vida social, como niños a los que hay que enseñarles todo, y se sentía feliz de los progresos que realizaban. Chocaba el contraste con la División de Psiquiatría de Bamako y con la distancia que en psiquiatría separa a médico y paciente. Más tarde, con ocasión de unas conferencias en Europa, pude verificar lo desconocido y lo lejano, pero provocativo, que era aquel mundo para médicos, estudiantes y pacientes.

No tuve ninguna duda: regresaría a Mali.

A partir de entonces, con algunos amigos, comencé mis idas y venidas. Cada año estábamos en Mali unos cinco o seis meses. Gran parte del tiempo en la aldea del curandero: pero también en las regiones del Norte, tratando de reconstruir la estructura y el funcionamiento del sistema tradicional de curas. Trabajábamos con el Instituto Nacional de Investigación de Farmacopea Tradicional de Mali, que

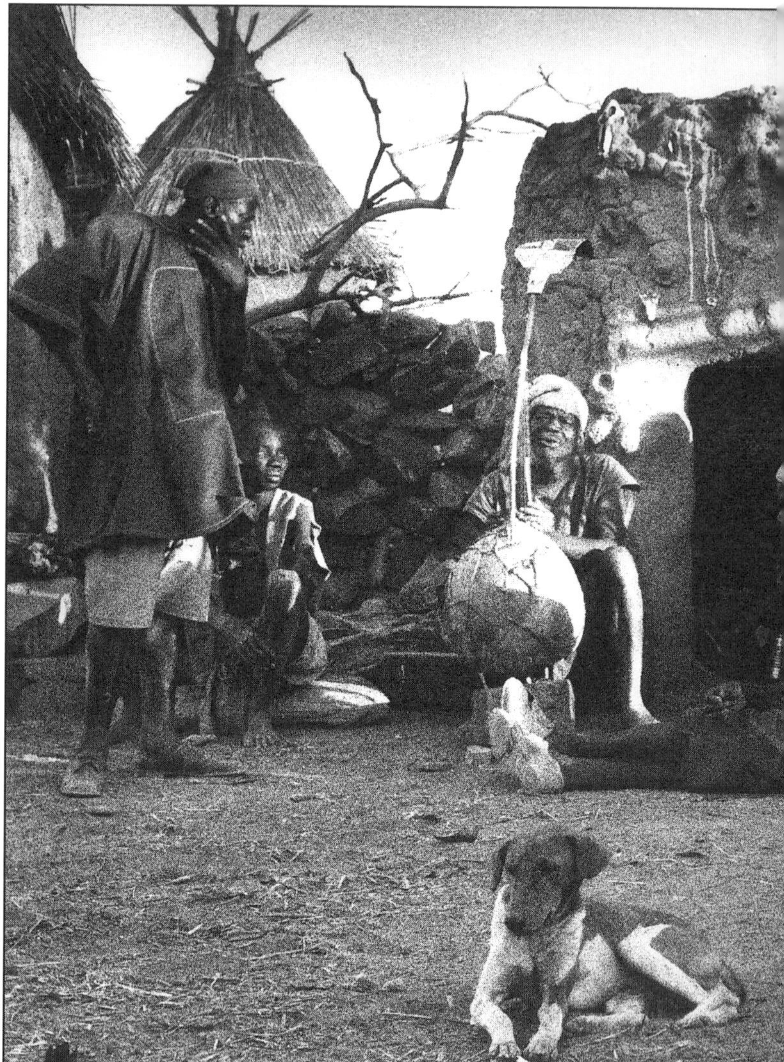

Sesión terapéutica de Kasselem Sagara: la música hará descender
a los espíritus sobre el paciente y desocultará la causa de su enfermedad

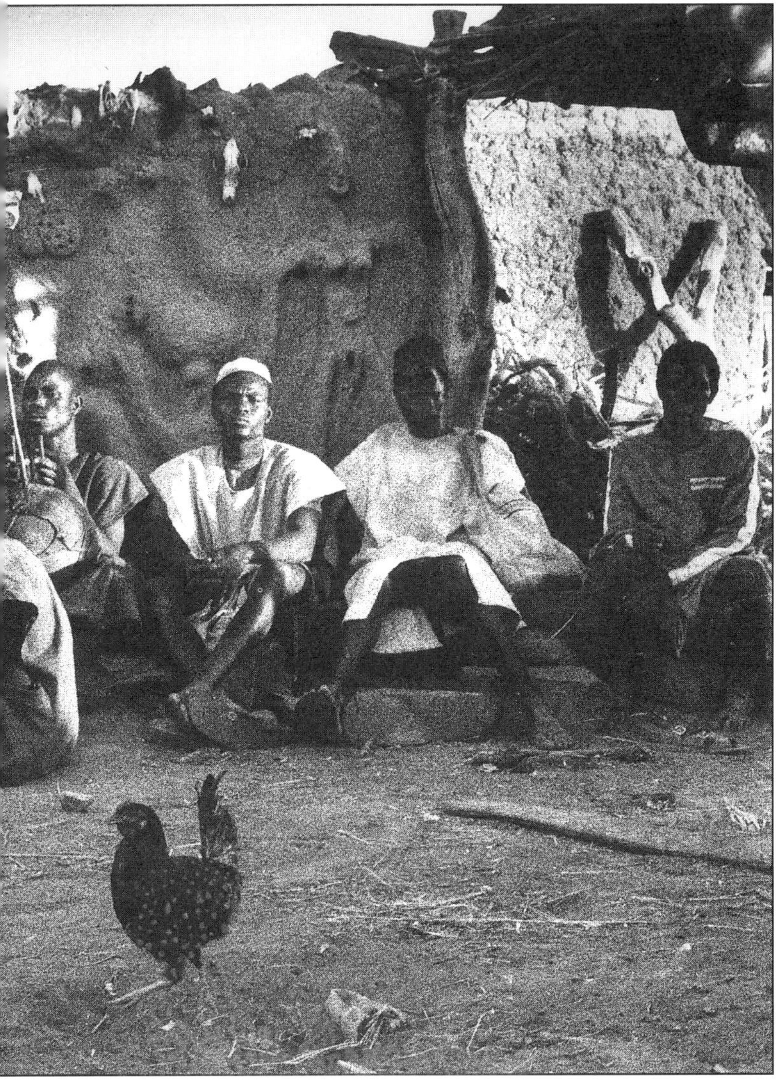

en 1968 había conseguido que el gobierno legalizara la medicina tradicional. Con poquísimos recursos, unos cuantos técnicos apasionados trataban de conocer la red de curanderos del país para sostenerla y organizarla, ahora que los terapeutas tradicionales podían mostrarse a la luz del día sin peligro de que se los acusara de brujería.[17]

En 1979, mientras estábamos en Italia, murió Kasselem después de un día de fuertes dolores de pecho. Finalmente, para tratar de atenuarlos, había pedido a un amigo que se pusiera de pie sobre su tórax. Antes de expirar había recomendado al hijo que continuara trabajando con el blanco. Y así fue.

Por último, en 1986, se pudo realizar una intervención de cooperación técnica entre Italia y Mali, en apoyo del Instituto de Bamako.

EL TEMPLO DEL FETICHE

Los Sagara forman parte de la familia de los Sagara-Quené. Se habían separado del grupo fundador de Kani-Bonzon para ir más al norte, a la meseta, donde fundaron Konsogolè y luego, un poco más al oeste, Konsogo-do. De allí Kasselem había venido a esta aldea, donde las tierras son más fértiles y abundantes. Poco después de llegar, había entrado en un estado semejante a la locura. Mezclaba lenguas distintas, se liberaba por sí solo de la sujeción de muchos y pasaba días y días en el bosque, sin beber ni comer. Más tarde diría que en aquellos momentos «algo crecía en él».

17. La administración colonial francesa no se interesó por los curanderos, que, simplemente, evitaban mostrarse, aunque continuaban con su actividad. Las raras acciones judiciales que se emprendieron contra ellos tuvieron origen en acusaciones de envenenamiento. Acerca de las relaciones entre administración colonial, medicina de importación y medicina tradicional en el África occidental, véase S. Nedelec, *Contribution à l'étude de l'action sanitaire coloniale française au Soudan français de 1936 à 1956*, Université de Paris VII, París, 1988.

Tenía un maestro de fetiches, oriundo de Kulikoro. Todavía vive, pero ya es muy viejo y está ciego. Cuando estuvo en Europa como *tirailleur*, durante la última guerra, de vez en cuando caía en trance y los europeos se asustaban. Entonces los otros soldados africanos realizaban colectas para que pudiese comprar gallos para los sacrificios. Después de la Independencia se vio envuelto en una historia de robo de ovejas: los ladrones le habían dejado las ovejas para que se las guardara y los gendarmes se las encontraron a él. Lo llevaron a Bandiagara y lo presentaron al juez. Mientras éste le interrogaba, el viejo se levantó de repente y, señalándole, le anunció una desgracia. Ante el estupor de todos, precisó que había muerto su tío. Inmediatamente después llegó un telegrama con la noticia del fallecimiento del tío. El juez archivó el caso del robo de ovejas. Ese viejo era quien había enseñado a Kasselem a leer en las conchas y en el agua.

Más adelante, un día Kasselem probó a curar a un loco, y lo curó. Había llevado a la aldea fetiches que le había dejado el maestro, hacía cosas fuera de lo común, podía curar la locura. Nadie dudó de que era un hombre de poder. Él decía que se lo habían otorgado los seres del bosque. Éstos, pequeñísimos, de piel roja y pies invertidos, están en lugares sagrados, en los espacios incultos, allí donde abunda la caza, que sólo ellos pueden expulsar. Kasselem decía que se los encontraba y hablaba con ellos. A veces le retenían por días y días, se ocupaban de él, pero no le dejaban marcharse. Aun cuando la gente de la aldea fuera a buscarle y le llamara, no podía responder. De regreso en la aldea, no podía decir a nadie lo que había sucedido.

Por esto pasaba días y noches solo, en el bosque. Hasta se decía que entraba en el agua. Hay un sitio, llamado *di dama*, «agua prohibida», donde el agua se mantiene todo el año y donde viven los caimanes. Allí la gente ni siquiera puede entrar para lavarse sin peligro de perderse. Él entraba en una gruta bajo el agua, donde podía permanecer incluso varios días. Se dice que eso hacen a veces los videntes dogon; cuando salen del agua, llevan piedras o perlas, que son los instrumentos para leer el futuro.

Los seres del bosque y del agua pueden dar a los hombres el poder de curar, desvelándoles los secretos de las hierbas. Kasselem se había convertido en *djon-djongonon*, curandero. El fetiche no habría bastado sin la ayuda de los pequeños seres rojos del bosque y de los del agua. Podía curar, pero también prever epidemias, la evolución de las estaciones y de las lluvias. Indicaba a la gente los sacrificios necesarios y los remedios que tenía que usar.

Muy pronto se hizo fama de alguien que sabía curar la locura. Le llevaban enfermos incluso de lejos. Pero ya tenía setenta años y comenzaba a cansarse. La locura es una «gran enfermedad»; hace falta fuerza para coger a los locos, atarlos y obligarlos a beber infusiones o a respirar humo de remedios que se les colocan en las brasas. Se precisa ser más fuerte que ellos, y el que está loco tiene la fuerza de un hombre sano. Se precisa poder encadenar de manos y pies a los más robustos cuando se agitan; de lo contrario, mientras tratas de curarlos dan golpes, muerden o cogen palos para pegarte. Si hacía falta pedía ayuda a otros de la aldea. Si un loco se fugaba, hacía sonar el tamtan y la gente se ponía a buscarle. Incluso después de muchos años, continuaba temiéndolos. Había que estar siempre en guardia: pueden hacerte daño de improviso, incluso quitarte la vida.

Sin embargo, sabía cómo cogerlos. Incluso a los robustos y bien alimentados. Se acercaba a ellos con tranquilidad, con dulzura, con gestos calmos y preguntas dulces para convencerlos. Si se usan mal las palabras, la cosa puede adquirir mal cariz. Pensaba que la locura tiende a quedar en la familia y a volver en el hijo y los sobrinos. Porque las almas de los muertos vuelven a los descendientes: así se ligan las generaciones una a otra, como eslabones de una cadena. Sin embargo, se puede impedir el retorno de quien ha muerto loco, lo mismo que de quien muere epiléptico, leproso, suicida, ahogado o fulminado por el rayo o, si es mujer, en el parto. Se ponen haces de espino en el sendero que lleva de la tumba a la aldea. El alma ya no podrá volver; pero vagará inquieta, perturbando a los vivos. De estas almas condenadas pueden provenir desgracias y enfermedades; y no es fácil neutralizarlas y así fijarlas, ni siquiera con rituales y sacrificios oportunos.[18]

La locura, como la epilepsia, puede pasar a quien la cura o a alguien de su familia. Por eso deben realizarse siempre correctamente los rituales de protección y respetarse las prohibiciones.

Kasselem curaba con remedios que obtenía mezclando plantas y sustancias naturales y minerales. Salía de la aldea, acompañado por su hijo, después de haber hecho las abluciones rituales ante el templo de los fetiches, en el centro de la concesión. Se llevaba el saco de cuero, la azuela de mango curvo y el fusil. Ciertas plantas, raras, sabía dónde hallarlas: a veces a dos o tres horas de camino. Cuando llegaba a la zona observaba a su alrededor con mucha atención y dialogaba en voz baja con seres invisibles, a los que pedía permiso para coger la planta. Luego la identificaba y volvía a recitar en voz queda las fórmulas de rigor. Con golpes precisos de azuela cortaba trozos de corteza o ramas, al este o al oeste, según el momento del día. O bien desenterraba tubérculos o raíces. Olfateaba el material reunido, a veces cataba trozos. Cuando estábamos juntos, quería que yo hiciera lo mismo; luego, satisfecho, pronunciaba el nombre de la planta recogida y decía para qué se usaba. Con las ramas y las raíces hacía paquetes que ponía en el saco de cuero.

Una vez de regreso en la aldea, depositaba en el suelo del templo el material que había recogido: allí, antes de ser elaborado, debía quedar el tiempo necesario para que se cargara de poder curativo.

18. A propósito de la neutralización de las almas dañadas y de las enfermedades contagiosas (prácticas de «encierro» y de «fijación») entre los dogon de la meseta, véase R. Lionetti, «"Bana Jugu": la malattia cattiva. Rappresentazioni del contagio e percezione di una malattia nuova fra i guaritori tradizionali del Mali», en *Atti del Convegno «Ripensare l'AIDS»*, Bolonia, 29 de abril-1 de mayo de 1994, en prensa.

El templo está ubicado en el centro de la concesión. Por allí hay que pasar siempre antes de cualquier prueba de compromiso y antes de emprender caminos que afecten a la esfera de lo sagrado. Es una casa pequeña hecha de *banco*; los muros llevan, modeladas en bajorrelieve, figuras como de hombres y mujeres desnudos: espíritus que Kasselem ve llegar, llamados por el sonido de la *cora*, la guitarra tradicional, en los momentos cruciales del ritual. La arcilla de los muros contiene cráneos de monos y de perros, y hay manchas blancas que señalan los puntos donde, después de la cosecha, se han vertido las ofrendas de crema de mijo. Ante la pequeña puerta, en una piedra cóncava, se ven plantas recogidas y objetos depositados para que se carguen del poder que emana del fetiche.

Dentro, a la izquierda, botellas y recipientes de todo tipo con polvos, hierbas y otros objetos que se usan en las curas: amuletos, cadenas, ropas, libros en árabe, que Kasselem no sabía leer pero que había visto utilizar a los morabitos, y hojas con imitaciones de escritura árabe. Detrás de la puerta, el fetiche.

Los objetos sagrados de los animistas tienen características comunes: no son simples objetos naturales, como los que, cuando son interrogados, desvelan las cosas ocultas y el futuro: conchas, nueces de cola, arena. Se los construye y se los alimenta para que se conviertan en depósitos y acumuladores de poder: fetiches, amuletos, altares. Son compuestos, formados por materias diversas mezcladas: tela, plumas, anillos, piedras, conchas, tierra, plantas encerradas en un envoltorio de piel de animal. Y luego son nutridos por la fuerza capturada en los momentos de pasaje, en la cresta entre la vida y la muerte, cuando, en el sacrificio, mana el primer chorro de sangre de la garganta escindida. Así terminan por cubrirse de una costra oscura, orgánica, que completa su estructura. Dentro, materias, órganos, símbolos de partes del mundo; luego, piel para contenerlos; fuera, coagulada, la memoria de los momentos fuertes que allí han fijado la potencia de la vida, liberada de su soporte. Ésta es la fuerza que emana del fetiche, siempre; en particular, a pedido de su custodio, durante los ritos.

El fetiche, oculto detrás de la puerta, es una estatua de madera de un hombre en pie, el fusil al hombro y una lanza en la mano. Sobre el otro hombro, de la misma manera que el cazador lleva el saco de cuero, va prendido el objeto redondo, recubierto de costras oscuras que lo prolongan sobre la madera de la espalda del hombre. Sangre y otras materias orgánicas unen el ídolo al depósito de fuerza que lleva al hombro, con el que forma un cuerpo único.

LOS PACIENTES DE ALLAYE

Hoy, los jefes de aldea son nombrados por el prefecto y son musulmanes. No sé si es él quien decidió hacer construir la mezquita en el punto más alto del pueblo, justamente frente a la casa de los Sagara. El lugar santo de Alá y el templo del fetiche se miran entre sí por encima de un muro bajo de piedra. Pasamos junto a la mezquita y luego, por una abertura del muro, entramos en el patio: delante está el templo del fetiche; a la izquierda, las habitaciones de las mujeres, cada una con una antecámara que hace las veces de cocina; a la derecha, los graneros; al fondo, a la izquierda, la habitación para los enfermos, y a la derecha, la de Allaye.

Todas las construcciones son de *banco* y unidas entre sí por cobertizos de madera cubiertos con tallos de mijo. Las estancias, rectangulares, tienen techo plano. Los graneros son paralelepípedos con bóveda en forma de cúpula, cubierta de paja, que los protege de los rayos del sol. Están construidos según reglas precisas: elevados del suelo sobre un pavimento de pequeños troncos y ramas que descansan en grandes piedras; divididos en cuatro compartimentos con una cámara circular en el centro, donde se conservan las semillas para el año próximo. Están cerrados por una puerta pequeña en lo alto, esculpida en bajorrelieve con figuras de hombres y de animales, a la que se accede por aga-

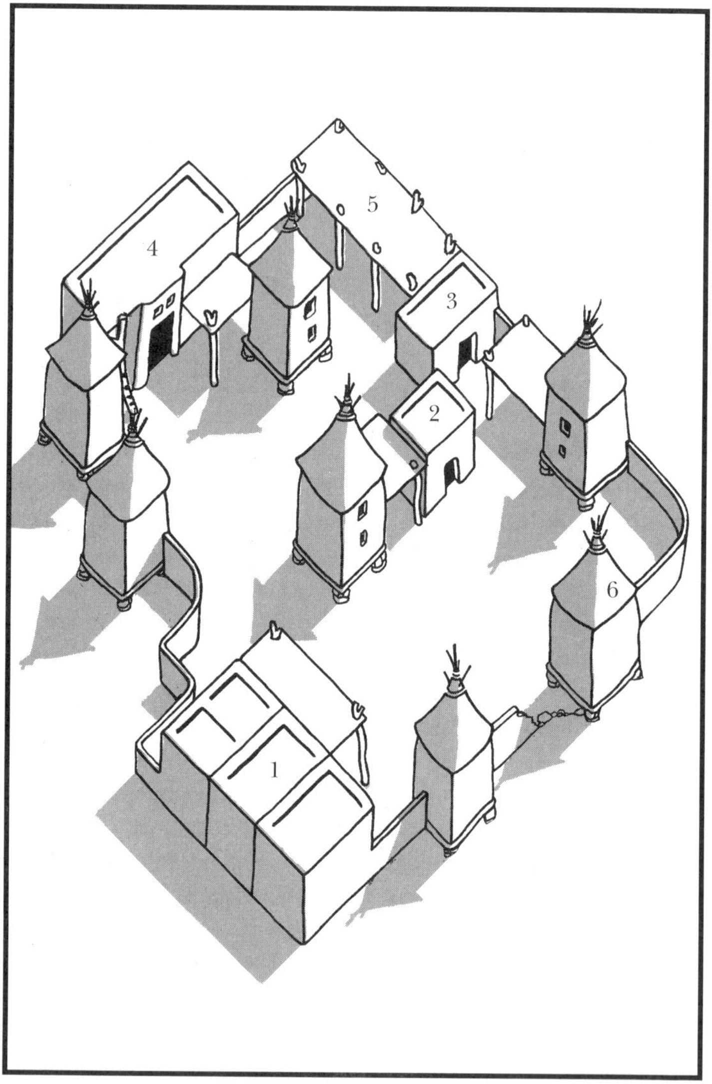

La concesión de Kasselem Sagara: 1) Viviendas familiares (una para sí, dos para sus esposas e hijos); 2) Templo del fetiche; 3) Consultorio y almacén de objetos terapéuticos y armas de caza; 4) Residencia de los pacientes; 5) Cuadras; 6) Graneros rraderas de madera fijadas en la pared. Es fácil de explicar tanta precaución. Dentro se guarda el sustento de la familia: las espigas de la cosecha, que han de alcanzar para todo el año, y los granos para la próxima siembra.

El fuego está encendido en la cocina de Fadimata, la primera mujer, que sale con el hijo menor en brazos, seguida por un grupo de niños que juegan entre ellos.

—¡Dios os ha traído, pasad!

Y luego los saludos rituales, distintos en los diferentes momentos del día y según las situaciones: si se recibe a un extranjero en casa, si se lo encuentra en el bosque o si se regresa del trabajo en el campo.

—¿Todo bien en tu aldea?

—Todo bien.

Y así sucesivamente: la casa, los hijos, la salud, tú mismo ... Y siempre se responde «sí»; luego se invierten los papeles y eres tú quien requiere noticias. Finalmente, el tono sube, y con un «¡Ooh!», si se está entre hombres, se estrechan la mano (el que quiere dar al otro un trato de respeto se coge el antebrazo derecho con la izquierda al tiempo que hace una pequeña inclinación), mientras que entre hombre y mujer se dice, al unísono, «¡gracias!».

Nunca hay que interrumpir la secuencia de saludos de quien se tiene delante, ni responder de otra manera que ésta: «todo bien». Sólo después, una vez finalizado el intercambio ritual, se pasará a las informaciones reales, que quizá contradigan por completo lo que se ha afirmado en los saludos. En efecto, el rito de los saludos establece una comunicación que va más allá del significado literal de las palabras. Es una contraseña, la marca que da testimonio de la pertenencia a la misma cultura, un código de reconocimiento. De la corrección de las respuestas se deduce el grado de madurez y de pertenencia; de la pertinencia de las preguntas, la atención de quien las formula; y del tono y la calidad de la palabra del otro, su salud, el vigor de su vida. Por eso es tan importante el rito del saludo: confirma la cohesión de la comunidad y a la vez verifica la cualidad de la presencia de sus miembros.

Cuando el loco, a cargo del curandero, ha mejorado y comienza a recorrer las calles de la aldea y a ir al campo o al pozo, los que le encuentran le inducen, con los saludos que le dirigen, a volver a tejer las redes de la palabra que la locura había roto, marginándolo de la comunidad humana o expulsándolo abiertamente de ella.

También sale Bintu, la segunda mujer, con sus hijos; y del fondo salen dos hombres. Un enfermo que, curado, se ha quedado con el curandero para ayudarlo en los trabajos de campo; y el viejo compañero de Kasselem antes, y ahora de Allaye, guardián de fetiches también él, ya casi ciego. Entonces se produce un denso entrecruzamiento de saludos entre nosotros, que venimos de Bandiagara, y los de la casa de Allaye; mientras, los que pasan por el callejón que bordea la casa se detienen para dirigir la palabra al grupo por encima del bajo muro de piedras apenas se les presente una oportunidad.

Poco después llegan dos pacientes, una mujer y un hombre, a los que Allaye está curando. Se unen a nosotros mientras, sentados en una estera, hablamos de caza, de los viajes a Bamako o de los otros terapeutas de la meseta. Miramos todos juntos el cuaderno donde Adama, el amigo que apenas sabe escribir, ha tomado nota de los pacientes que pasaron el último mes. Son ocho, hombres y mujeres, y provienen de diversas provincias de la región. Los motivos por los que se pide ayuda son: «locura debida a los diablos», «locura debida a los espíritus del bosque», «envenenamiento», «efecto de prácticas maléficas», «flecha de la noche».

El bosque no está habitado únicamente por hombrecillos rojos con pies invertidos, amigos de Kasselem, o por las almas sin paz; también están los *ghinnadj*, que tienen un solo ojo, un brazo y una pierna y viven en los árboles; los *seytane*, de aspecto similar, habitan en cambio lugares ricos en materia orgánica, junto a asentamientos humanos: en las proximidades de los mataderos, donde la tierra está empapada de sangre y excrementos. Invisibles, viven en un mundo similar al nuestro, paralelo. Si, caminando por el bosque, se siente un repentino olor a comida, es porque se está cerca de una de sus aldeas; hay que tener cuidado de no pasar por donde están comiendo. Si se talan árboles, es preciso hacer antes los sacrificios necesarios, pues los espíritus que los habitan podrían vengarse. Y lo mismo ocurre si se roturan tierras incultas. Envidiosos, los espíritus pueden tratar de reclamar para su mundo, mediante la enfermedad y la muerte, los niños pequeños que lo abandonaron al nacer. O directamente sustituyen los recién nacidos entre los hombres por los suyos. Criados con alimentos y cuidados humanos, se convertirán en seres monstruosos; o bien, a pesar de los cuidados, los niños morirán de hambre con la piel arrugada de los viejos.[19]

Además, los celosos de tu fortuna, de la buena cosecha, o los enemigos por cuestiones de familia o de mujeres, pueden tratar de hacerte daño, enterrando a lo largo de los senderos objetos cargados de poder maléfico; y los profesionales de la magia negra, los brujos, pueden lanzar por la noche flechas invisibles que se hinchan allí donde hieren y pueden ser portadoras de muerte.

Son muchos los riesgos; y no siempre es posible evitarlos todos, ni siquiera para el hombre más sabio y advertido.

La mujer que Allaye está curando tiene alrededor de veinticinco años; viene de una aldea de la meseta. La acompaña su tía. Sufre «locura debida a los seres del bosque», *wéze ogulù belèm.* Allaye cuenta: «Cuando le sube esta locura a la cabeza, habla sola, insulta sin motivo a la gente, huye al bosque. Se ha topado con la enfermedad volviendo del arroyo, donde había ido a coger agua. Al llegar a la entrada de la aldea, cerca de un cementerio, vio en pleno día un gran carnero blanco parado junto a un tronco de cailcedra. Comenzó a trotar hacia ella a la vez que se transformaba en

19. A propósito de las creencias relativas a la relación entre embarazo, nacimiento, curas neonatales y mundo invisible, véase, para un área limítrofe, D. Bonnet, *Corps biologique, corps social. Procréation et maladies de l'enfant en pays mossi, Burkina Faso,* ORSTOM, París, 1988.

un anciano. Cuando la mujer llegó a su casa quiso machacar en el mortero el mijo para la cena, pero se vio rodeada de gente y no conseguía continuar con su trabajo. Preguntaba una y otra vez a los familiares si ellos no veían a los que ella veía y que le decían que no machacara el mijo en el mortero. A partir de entonces dejó de trabajar, de comer y de beber; estaba siempre deshidratada; lloraba continuamente».

Cuando se la llevaron, lo primero que hizo Allaye fue proceder a la adivinación con los cauri. En ellos vio que podía curarla, pero que era necesario realizar sacrificios de inmediato, reparaciones a los seres del bosque que, de alguna manera, tal vez inadvertidamente, ella había perturbado. Luego se trataría de atenuar la locura, de hacer que «reposara» y, tal vez, fijarla y dominarla. Así se hizo. La tía se había quedado con la paciente y la familia había llevado lo necesario para los sacrificios: un polluelo, un gallo y seis nueces de cola, tres rojas y tres blancas, con lo que demostraban su interés en la cura. El polluelo había sido sacrificado en el altar del fetiche femenino, y se había vertido su sangre en el cántaro que contenía los anillos sagrados. Las nueces de cola fueron depositadas bajo el gran baobab donde viven los espíritus. El gallo sería sacrificado después, en el curso del tratamiento.

Luego comenzó la cura. En una olla de barro hervía por la mañana un paquete de hojas; con la infusión tenía que lavarse dos veces al día, y beber unos sorbos de la misma. En la oscuridad, se sentaba en el suelo y Allaye le ponía entre las piernas un recipiente con brasas y resina. Luego la cubría con una tela, para que el humo entrara por los agujeros y los poros del cuerpo. Hacía unos días que había empezado a ayudar a las mujeres del curandero. Machacaba el mijo, cogía agua del pozo y participaba en las charlas de las mujeres. Estaba mejor.

El otro paciente es un hombre, al que acompaña un primo. Tiene veintisiete años. No habla, no trabaja, a veces se escapa al bosque. Se orina en los pantalones. Viene de la llanura. Nueve años atrás hacía guardia con un amigo en el campo, poco antes de la cosecha, cuando las espigas maduras atraen a los pájaros, los monos y los rebaños que custodian los infieles peul. De repente oyó una voz. El amigo no la oía; pero él quería ir adonde la voz lo llamaba. El amigo hizo de todo para retenerle y al fin consiguió llevarle a casa. Un viejo morabito lo curó con versículos coránicos y le pidió que nunca volviera adonde había oído la voz. Estaba curado. Poco después murió el viejo morabito, y él, obedeciendo a la llamada, se escapó al bosque, donde permaneció una semana. Cuando regresó, la enfermedad había vuelto a atacarle. Hablaba solo y por la noche gritaba y trataba de huir. Habían interrogado al adivino de la aldea vecina, quien confirmó que la enfermedad provenía de los seres del bosque; debía acudir a Allaye, el curandero de la meseta. Hacía dos días que había llegado. Su primo nunca le dejaba solo; por la noche le colocaban grillos en los pies para que no se escapara.

Ya está oscuro. En la casa inician los preparativos para la cena y la noche. Regresan las cabras, que los muchachos empujan al corral; alrededor del fuego, los niños, entre risas, despluman la pintada. Allaye nos pide que nos quedemos, pero no insiste: sabe perfectamente que los europeos no se adaptan bien a la comida y al agua de la aldea. Le pedimos, como es costumbre, «que nos indique el camino de regreso». Saludamos y nos dirigimos en fila india, a la luz de la linterna, por el callejón que lleva al coche. Hay en el aire olor a fuego y comida. De un patio llegan voces excitadas de un hombre y una mujer que discuten. Detrás de una puerta, un perro ladra furioso a nuestro paso.

Durante el viaje, nadie habla. Los faros iluminan piedras, árboles, maleza; las sombras tornan inquietante el paisaje. En el coche, que avanza a tumbos, el conductor trata de evitar los obstáculos y de no perder el camino y meterse por error en alguno de los tantos senderos para carros que se adentran en los bosques vecinos. El intérprete duerme en el asiento posterior, apoyado en el equipaje. Sigo pensando en las visiones inquietantes que a menudo preceden aquí a las crisis de «locura»: el carnero que se convierte en hombre, el camello o el asno sin cabeza, el gnomo de barba larga... ¿Causa o efecto del desequilibrio?

A la luz de los faros veo las primeras trazas de arena. No lejos, a la derecha, está la duna pelada de las gacelas y las avutardas. Me vuelven a la mente las palabras de Almustafà: «He sembrado demasiados fragmentos de espíritu en estos caminos, demasiados muchachos que me preocupan se marchan desnudos a la meseta, y no puedo abandonarlos sin pena ni dolor».[20]

20. G. K. Gibran, *Il Profeta* (1923), Milán: Guanda, 1975, p. 2.

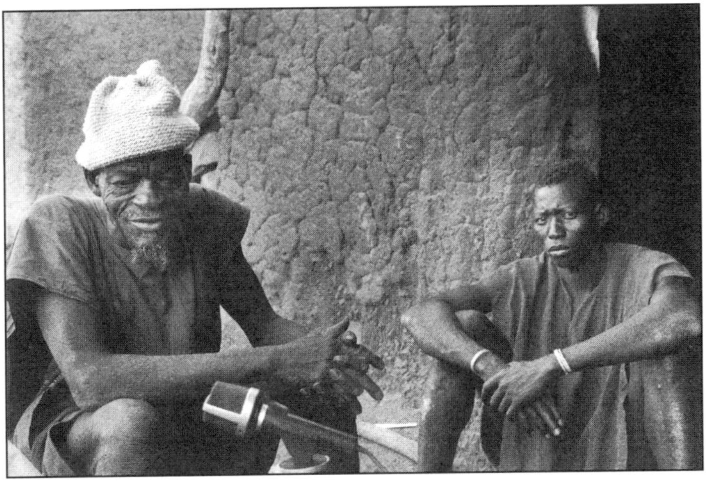

Kasselem y su hijo y sucesor, Allaye

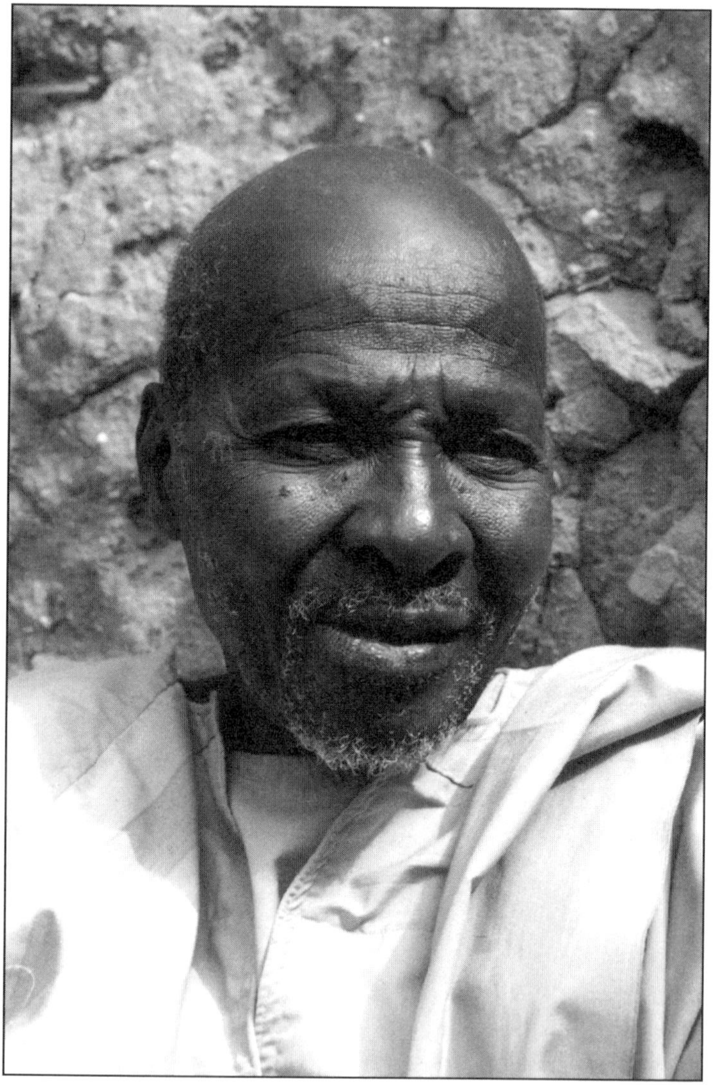

Mamadu Kansaye

5.

La guerra de Mamadu

EL LEÓN

A la mañana siguiente, a la hora acostumbrada, estoy en casa de Mamadu Kansaye. No se encuentra bien, tose, ha dormido mal. ¿Por qué no he venido ayer, como habíamos quedado? Le hablo de Amidu, el muchacho enfermo, de la visita a la aldea, de los enfermos de Allaye. De Amidu ha oído hablar en la ciudad. Está contento de que Allaye trabaje, pero ha de estar atento a no cometer errores. Es demasiado impulsivo. Corre el riesgo de crearse enemigos; los dogon son celosos, no se aman entre ellos. Ya en los años pasados, tras la muerte del padre, cuando acudieron a él los primeros pacientes, hubiera tenido que dirigirse a los viejos de la aldea y decirles: «He aquí que viene uno a verme para que le cure; creo que puedo curarle, pero primero pido vuestro acuerdo».

Y luego, distribuir las primeras ganancias entre los viejos, por ejemplo en nueces de cola. En África es preciso dar. Y por cierto que estas desatenciones no se justifican por la edad, pues quien tiene dos mujeres ya no es un muchacho. Y ya tiene enemigos entre los musulmanes de última hora, que no aman a los fetiches ni a sus custodios. Después me pregunta por la caza, si hemos encontrado avutardas o gacelas. Quiere que un día le lleve a la duna pelada. Ahora mismo, le digo. Y ambos fingimos no saber que las piernas no le aguantan, que las manos le tiemblan y que su vista ya es demasiado débil. La última vez, hace unos años, no había visto un conejo que estaba relativamente cerca y, tras unos cien metros, agotado, hubo de sentarse. Cuenta que se han encontrado huellas de pantera cerca de Djombolo: es verdad, pero el hecho se remonta a siete años atrás. Habla, por enésima vez, de cuando trabajaba como taxista en Burkina Faso. El coche se había averiado en pleno bosque; los pasajeros se habían ido con el camión que lo seguía, y con ellos el conductor y el aprendiz, en busca de piezas de recambio. Se había quedado solo y en la oscuridad había trepado al techo del coche con el fusil. Por la noche oyó el rugido del león y el rumor que producía en la hierba mientras se acercaba. Disparó a los ojos que brillaban a la luz de la linterna y lo oyó durante mucho tiempo revolcarse en tierra, gruñendo. A la mañana, con las primeras luces, lo encontró muerto a veinte pasos de distancia del coche. Le regaló la piel a un amigo de Bamako.

Le digo a mi vez que también Allaye, la última vez que fue a Bamako, entró de noche en la reserva con dos amigos militares y fusiles de guerra, en busca de gacelas. Y se encontraron con el león, que, la panza fregando el suelo y la boca de oreja a oreja, se relamía los bigotes. Huyeron los tres. Al día siguiente, uno tuvo que volver a buscar el fusil que había arrojado para correr más a prisa. Mamadu sonríe, satisfecho. La historia confirma lo que ya sabe: que los seres humanos se van con el tiempo y que los que vienen no valen lo mismo que los que se van. Ahora está más sereno. Se ha emocionado al hablar del león, ha revivido el miedo por dentro, la descarga del fusil cuando el dedo apretó el gatillo, los rumores de la agonía de la fiera, la alegría por la salida del sol. Aprovecho la ocasión: esta mañana tenemos que trabajar, revisar la historia de su guerra. Me faltan pocos días para marcharme y quisiera haber comprendido bien. Saca la tabaquera y dice: «¡Ah! Bien».

«TIRAILLEUR» PARA LOS FRANCESES

En 1895 el abuelo de Mamadu, Goguna, junto con otros dos jefes dogon, Kamali y Galama, fueron detenidos por los franceses porque se negaba a pagar los impuestos. Para impresionarlos, los deportaron a Saint-Louis: los dogon ni siquiera habían visto nunca el río Níger, de modo que para ellos la tierra terminaba en su orilla.

En 1909, el padre, sin más noticias del viejo, partió a pie hacia Segu. Allí, un lugarteniente francés le tomó a su servicio. Como luego tenía que partir hacia el Chad, le nombró cabo. Fueron juntos a Níger, después a Gabón, luego con Brazzá al Congo y por último con Lami y Maule al Chad. Mamadu nació en 1910 en la frontera entre Chad y Sudán; su madre era originaria de Chad. En 1921 volvió a Bandiagara con su padre, hermanos y hermanas, tras un viaje de seis meses y trece días. Llegaron el 13 de julio. El 14, todos los jefes de aldea tenían que participar en la fiesta a caballo. En ella se encontró por primera vez con el hermano mayor. Mamadu había empezado la escuela en Chad. Sólo los hijos de militares estudiaban. Por la mañana iban a la escuela francesa y por la tarde a la coránica. En Bandiagara continuó hasta obtener el certificado de estudios.

En tiempos de los colonos, cada municipio tenía que suministrar doscientas personas; entre éstas, el médico francés seleccionaba para cada provincia doscientos individuos aptos para el servicio militar. Mamadu habría sido alistado en el reemplazo de 1930; pero ya en 1926 estaba en Bamako y trabajó primero en los ferrocarriles (tenía que controlar la cantidad de vagones, el peso y el tipo) y luego en una firma comercial. Por ser hijo de militar, su alistamiento era obligatorio. También lo era para los otros, pero a menudo se los empleaba como peones en trabajos tales como la excavación del canal de Sotuba, que llevaron a tanta gente a la muerte. Utilizaban explosivos, pero la gente no los conocía y las piedras caían sobre los obreros.

De esta suerte, la policía francesa le cogió en Bamako y le llevó, sin pasar por la revisión médica, directamente al cuartel. Le alistaron como soldado de segunda clase, le vistieron y le enviaron al adiestramiento. El 8 de enero de 1933 comenzó su instrucción militar en Saint-Louis, cerca de Dakar; en junio pasó a Burdeos, Francia, y de allí a Montauban (Toulouse). Luego, en 1935, fue instructor de reclutas africanos en Toulon.

Al llegar a Burdeos se perdió, no encontraba el cuartel. Las casas eran todas de muchas plantas y no estaba acostumbrado a eso. Cansado de caminar, se sentaba en las aceras, pero la gente le hacía levantarse. Tenía miedo de entrar en los bares, donde sólo había blancos; y por último, a las once de la noche, un policía entendió que se había extraviado y le acompañó al cuartel.

En 1935 estuvo seis meses en Djibouti. Mussolini atacaba Etiopía y los habían mandado a proteger la Somalia francesa; pero no combatieron. En 1936 regresaron a Marsella.

«En Marsella, una noche el coronel me dijo que acompañara a su hija al cine. Yo no sabía que proyectaban aquella película; si no, no hubiera ido. Se veían negros desnudos, con hojas, como salvajes. Había un tío, un blanco, sentado una fila más adelante, que hablaba un poco de *bambara* y que comenzó a burlarse de mí: "Tú, negro, ¿ves como sois salvajes? Dime, ¿te gusta la muchacha blanca?".

»Entonces me levanté y le dije: "¿No tienes vergüenza? Hemos venido a liberaros y vosotros os burláis de nosotros".

»El tío va y me da una bofetada que me hace caer el quepis. Entonces saqué el cuchillo y se lo clavé en la garganta. Murió en el hospital; tenía cinco o seis carnés de identidad distintos. A mí me llevaron a la comisaría, me golpearon y luego me encerraron en el calabozo. Nadie informó a la Compañía. Cuando el coronel se enteró, fue con el general y me llevaron al cuartel. No metían en prisión; quitaban los permisos. De modo que no tuve más permisos, y cada vez que le encontraba, me decían: "¡Eh, Kansaye, tú que matas franceses!".

»Pero aquel tío, no se entendía bien quién era. Tenía cinco o seis carnés de identidad».

De Marsella partieron luego de permiso a Dakar, luego a Kayes y Kati. De Kati los mandaron a Bandiagara, donde había un capitán francés. Vivía donde ahora vive el juez. Después de tres meses en Bandiagara, de nuevo a Kati, como sargento e instructor. Enseñaba a los *tirailleurs* el uso de las distintas armas: FM24 modificado 29, Osquise, ametralladoras de trípode, de veinticuatro kilos de peso sin contar los nueve del cañón, que disparaba seiscientas veces por minuto.

Según Mamadu, en la guerra los africanos son mejores que los europeos. Pero los de Bamako, la capital, y los europeos son iguales, no valen nada. Los mejores son la gente del bosque. Los de la meseta son excelentes para andar. Los de Seno son grandes y fuertes: a primera vista, parecen soldados bravos. Pero no caminan demasiado. Los de Kutiala, San, Sikasso, Bandiagara y Duentza, esos sí que son bravos. Los de Kayes, como los senegaleses, no. Los de Kolokani y Segu, sí, igual que los de Buguni y Sikasso. Gao, Niafunké, Gundam, para nada.

A los tuareg no los cogieron. Las primeras escuelas de las regiones tuareg se abrieron en 1945. Los franceses no querían que fueran a la escuela ni entraran en el ejército. «Son demasiado inteligentes, los tuareg».

En junio de 1937 le enviaron directamente a París, a la Compañía de Administración Colonial, Intendencia del Ejército de Tierra y del Aire. Le enseñaban a utilizar una lente para comprobar la calidad de los tejidos y las pieles. Iban con un coronel de Intendencia a ver a los comerciantes franceses y, mientras éste discutía el precio, ellos controlaban los tejidos con la lente.

En 1938 le trasladaron al Ministerio de la Guerra como telefonista; el ministro era Eduard Daladier. Los generales, capitanes, coroneles y gobernadores que llegaban de las colonias para ver al ministro debían depositar en un gabinete todo lo que tuvieran en los bolsillos; los documentos personales debían llevarlos en la mano. Firmaban un recibo por los objetos. Él telefoneaba al coronel de ordenanza para que los presentase al ministro. A veces tenían que darle una propina, pues de lo contrario corrían el riesgo de grandes demoras. Puesto que en París todo es caro, todos trataban de terminar pronto y para ello daban propina. Esta manera de comportarse no comenzó en África, sino en Europa, en las grandes ciudades.

En 1939, el 2 de septiembre, le pusieron, con doce fusileros, todos africanos del 7º, a disparar a los aviones que sobrevolaban el Ministerio. Tenían la DCA, un cañón de largo alcance con un espejo a un lado. Cuando se veía la hélice, había que disparar. Si se disparaba a las alas, se escapaba. Pero nunca vieron un avión.

En 1939 se envió a todos los soldados negros a Rivesaltes, en los Pirineos Orientales, a quince kilómetros de Perpiñán. Todo el África Negra estaba dividida entre Rivesaltes y Burdeos. Podían ser veinte mil, por la noche no quedaba ninguno: todos eran enviados al frente. Los que sabían leer y escribir tenían que ocuparse de las filiaciones: fecha, nombre, apellido, matrícula, reemplazo, aldea, cantón, provincia, a quién dirigirse en caso de muerte, estado civil. Después los enviaban a la primera línea. Un ejemplar de la filiación, en hojas cuadriculadas, iba al comandante de la compañía y otro al intendente. Así, en caso de muerte, se sabía a qué compañía pertenecían.

A los franceses de la región de París y del Sena los mandaban a la Línea Maginot; a los del Mediodía y a los fusileros africanos, a Dunquerque. Allí quedaron abandonados a su suerte; ni siquiera veían a los europeos. Tenían un tanque para cada batallón.

«Nos daban cartuchos y granadas que no explosionaban. Llegamos en mayo. El 25, los europeos y los ingleses se marchan. Así nos dejan, tras habernos dado mapas y brújulas. Un lugarteniente bobó pensaba que la brújula era un reloj. Los mapas no los sabía leer nadie. Con estos mapas, ¿adónde habríamos ido, a Bandiagara?

»Dos coroneles, Girard y Defroisard, y algunos suboficiales corsos o catalanes se quedaron con nosotros. Los alemanes nos rodearon. Durante tres días no dispararon; sabían que estábamos perdidos. Nos arrestaron, atamos los fusiles de diez en diez con alambre y los llevamos a un camión.

También las cartucheras. Nos cachearon y nos llevaron a la orilla del mar. Nosotros, los negros, éramos seis mil. Separaron a los europeos; no sé con quiénes pusieron a los corsos y los catalanes. Al día siguiente nos preguntaron si había entre nosotros mecánicos, carpinteros, electricistas, etcétera. Los de la costa, de Conakry, Abidjan, Cotonou, dieron un paso adelante. Ningún malinés. Cada mañana fusilaban a algunos, pensando que habían sido quienes nos habían llevado allí. Senghor, que luego fue presidente de Senegal, estaba con nosotros; y se decía que simulaba no entender francés. De lo contrario, nos habrían matado.

»Con los prisioneros, los alemanes son honestos. Si trabajas, comes. Nos hacían trabajar en las fábricas: patatas, remolachas; o en los lugares bombardeados, para recuperar las vigas de hierro. Pero era mejor trabajar en las fábricas, pues se podía ganar un par de pantalones, una camisa vieja, calcetines. Así viví del 25 de mayo de 1940 hasta junio de 1941.

»Íbamos en *corvée* a buscar agua para la lavandería; eso lo hacíamos una vez por semana. Nos escoltaban los soldados. Cuando llegábamos a la margen del Rin, los soldados se quedaban en la orilla. Una vez entramos al agua vestidos. De Mali éramos veinte. Senghor estaba con nosotros. Siguiendo el puente y utilizando una chalupa de pesca atravesamos el río. Enviaron exploradores y dispararon con fusil. Pero nosotros sabíamos que si volvíamos nos fusilarían. En el otro lado estaba Estrasburgo. La ciudad estaba ocupada; seguimos río abajo y nos adentramos en el bosque.

»Tardamos veinte días en llegar a Lyon. Después de Besançon, quisimos robar un pollo a un francés. Salió con el fusil, no tuvo miedo. Nos llamó y nos dio de comer sopa con tocino. Éramos veinte. La gente acostumbraba a asustarse de nosotros. Nos escondíamos en el heno y teníamos que luchar hasta la mañana con los ratones. Aquel francés nos puso en un camión, cubiertos de verduras, y nos llevó a Lyon. Fue valiente. Los alemanes tocaban el silbato, pero él no paraba. En Lyon nos llevó al ayuntamiento y de allí directamente al hospital. Nos pusieron en la tercera planta; no había vidrios ni mantas. Al tercer día los pulmones comenzaron a hacer ruidos raros. Después de la visita médica nos destinaron a Barcares, en los Pirineos. Allí nos metieron en los barcos que llevaban carbón a Argelia y de allí a Orienville. El general Vaigan nos dijo que no nos moviéramos, que Francia todavía no había perdido la guerra. Nos tuvieron un mes sin paga. Encontramos compañeros que nos daban cien francos y algún cigarrillo. Cuando íbamos al bosque a buscar leña y encontrábamos madrigueras de conejos, excavábamos para cogerlos y luego los vendíamos a los restaurantes por ochocientos francos. Finalmente, nos dieron tres meses de permiso. De Argel a Casablanca en barco y luego de Casablanca a Las Palmas y Dakar. Después de un año y seis meses me dieron dos mil francos; a mí, que era suboficial. A los otros, a los *tirailleurs*, cuatrocientos. Después, de Dakar a Kayes en tren y después, hasta Kati: era el año 1941. En Kati nos quedamos un mes; luego nos enviaron a la caja de reclutas de tránsito en Bamako. Requisaron camiones civiles para mandarnos a Bandiagara, Gao, Gundam. Senghor se quedó en Dakar. El día que desembarcamos comimos juntos la sopa y luego se marchó. Senghor y Diori Hamani de Níger eran personas simples, de bien. No hay otras personas así entre los presidentes africanos.

»Eduard Daladier había querido eliminar a los intérpretes; el que salía de la escuela colonial como administrativo tenía que aprender la lengua local. De esa manera, en Bandiagara el prefecto ya no me necesitaba. Me dio un caballo para que fuera a Ningari y víveres para dos días. Me quedé seis días en Bandiagara con mi madre y después me fui a Ningari.

»Después de tres meses, en 1941, me mandaron a Túnez y Bizerta. Limpiábamos de minas el terreno con los buscaminas. Luego mandaron un regimiento completo al encuentro de Leclaire. Cogimos así el ejército de Rommel en una tenaza y desbloqueamos un batallón francés en Djibouti. Había demasiada arena y el agua era salada. Todos, alemanes e italianos, teníamos diarrea. Habíamos combatido; pero lo primordial era tratar de sobrevivir; no había agua, cada uno pensaba en sí mismo, no en matar a otros. Hicimos muchos prisoneros alemanes e italianos. Llevamos novecientos de ellos a Kulikoro, en Mali. Muchos murieron; cinco se evadieron. Había también un desertor alemán que había llegado de Mauritania. Todavía está vivo, en Bamako. Antes estaba en Bandiagara y vendía tejidos de algodón, ropa de tuareg. Un día encontró aquí, en mi casa, a cuatro alemanes que hacían diques y hablaban en alemán entre ellos. Lo normal era que cuando veía europeos se escondiera bajo el turbante, como hacen los tuareg. Aquella vez comenzó a llorar, pero no abrió la boca. Se marchó de aquí en 1976. Era un oficial; nunca escribió a su casa, han de haberlo dado por muerto. Cuando yo le encontraba, le decía: "Hola, Mohamed, ¿qué tal?". Cuando había europeos, hablábamos en dogon. Hablaba bien el dogon de aquí.

»Después de Trípoli, regresamos a Túnez. De Túnez pasamos a Bizerta; allí cogimos el barco hacia Nápoles. En Nápoles estaban los marroquíes. Eran voluntarios; no recibían ropa ni paga. Tenían derecho a saqueo: lo que cogían era para ellos. Eran bárbaros, con su *burnus*. De Nápoles perseguimos a los alemanes hasta Siena. Pasamos por Roma. Los soldados franceses de segunda clase se alojaban en casas; nosotros, oficiales negros, en garajes. Una noche me enfadé y dije al coronel Seku Traoré: "Usted es un oficial, ¿verdad? ¿Y por qué vive en un garaje?".

»"Nos han dicho que permanezcamos con los soldados", respondió. Esa vez me negué y me fui a las casas donde alojaban a los oficiales franceses. Allí dormí. Cuando salí, me dijeron: "Eres siempre el mismo, Kansaye".

»Pero no debí haberlo hecho.

»Nos prepararon una olla con espaguetis. Los *tirailleurs* se negaron a comer, algunos incluso vomitaron, y decían que nunca comerían gusanos. En Roma, nos llevaron al Vaticano. Esperamos al Papa desde las siete hasta la una. Llegó en andas sobre la cabeza de la gente. Hacía gestos con

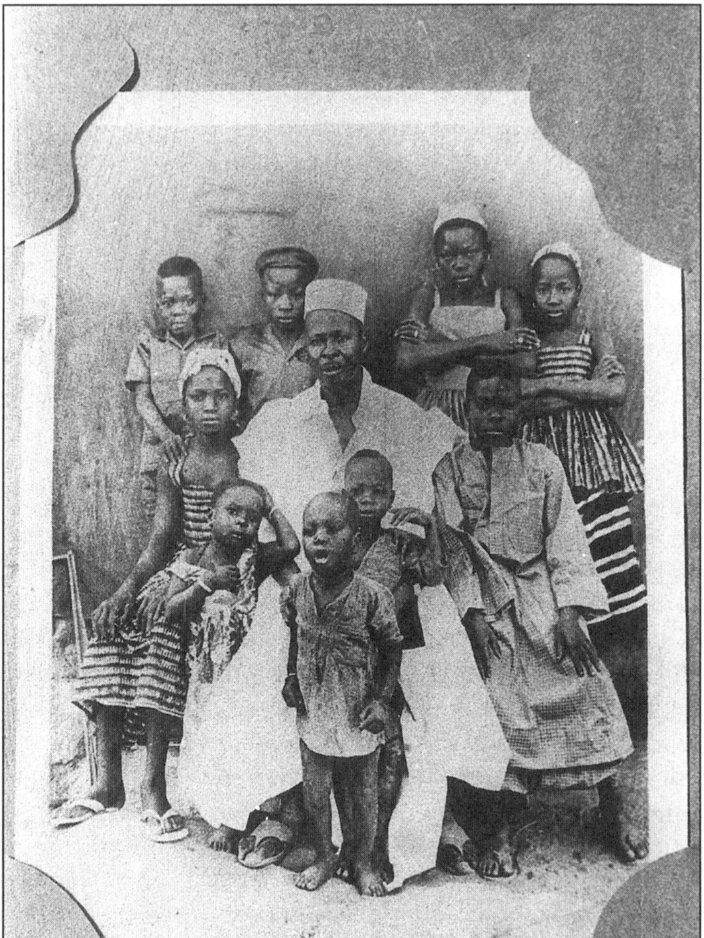

Foto del álbum familiar: Kansaye con sus hijos

algo con agua bendita y distribuía fotografías suyas. Primero nos separaron: franceses e italianos por un lado, ingleses y alemanes por otro; y nosotros detrás, junto con los árabes. Distribuía fotografías suyas y todos tratábamos de conseguir una. Debía de ser un morabito poderoso, nos protegería. No nos sirvió para nada. Montecassino, Pontecorvo, Albanova, Villa Literno. En Montecassino murieron noventa oficiales franceses, todos jóvenes. Nos fuimos de allí dejando muchos muertos. El mayor cementerio. Después Siena y otra vez Nápoles: embarcados para liberar Toulon. A tres kilómetros se veía el puerto, pero era imposible entrar: estaba lleno de alemanes. De manera que desembarcamos en pequeños botes de pesca. Los alemanes miraban al mar y nosotros llegamos desde atrás.

»Después, los argelinos, los tunecinos y la mitad de los *tirailleurs* senegaleses liberaron Marsella, y luego continuamos sobre Tarascón. De Tarascón a Grenoble y a Lyon. Allí, en la estación, nos batimos cuerpo a cuerpo con las SS entre las seis y las diez. Murieron seiscientos de los nuestros, sin contar los heridos. El alcalde quiso darles sepultura junto a la estación. Habíamos rechazado a las SS hasta la ciudad. Había franceses que los escondían. Nos habían dicho que cogiéramos a esos franceses; pero no lo hicimos.

»Después de Lyon, París. El 24 de agosto de 1944 entramos por las puertas de Orléans. Los generales se equivocaron. En lugar de mandar tropas a custodiar el aeropuerto, entramos directamente. De esa manera, Hitler y Göring se esfumaron.

»Tardamos quince días en relimpiar París. Siempre había alemanes escondidos en los sótanos. Toda la compañía de telegrafistas estaba escondida en los sótanos. Se decía que eran las mujeres las que los escondían. Cogimos a trescientas por orden de los franceses. Nos dieron maquinillas de cortar el pelo y nos dijeron que las desnudáramos y las rapáramos. Todos los trabajos peores teníamos que hacerlos nosotros. Los franceses daban órdenes y luego desaparecían. Desnudar y rapar a una mujer no está bien. No había ni siquiera un blanco con nosotros en esta historia. Después las hicieron desfilar de la Place de la Concorde al Arco de Triunfo.

»Después de Lyon, fuimos a Aviñón. De Aviñón a Besançon, donde tomamos el cuartel de Vobain a las cuatro de la mañana. Después, las fábricas de relojes. Los franceses decían que el director, Lip, colaboraba con los alemanes, como los setecientos obreros franceses que trabajaban en la fábrica. Nos dieron orden de fusilar a nueve. Al bajar de Besançon habíamos perdido seiscientos hombres. En siete días limpiamos Besançon. En la calle, la policía nos señalaba a los traidores y nosotros disparábamos. Entre ellos también había inocentes.

»En Nîmes, los alemanes habían reunido a mujeres y niños en la plaza de la iglesia y los habían quemado con gasolina. Leclerc nos había dicho que los persiguiéramos y los matáramos. Los encontramos mientras excavaban fosas contra los tanques, y los matamos con bombas de mano, a todos. Los franceses se enfadaron y dijeron que teníamos que haber hecho prisioneros entre los oficiales, para luego interrogarlos. Pero, ante todo, ¿cómo elegirlos en las fosas? Lanzábamos una granada, y eso era todo. Además, los alemanes son hombres. En Italia hicimos prisionero a un oficial que observaba con prismáticos desde un lugar elevado. Nos dijeron que lo interrogáramos para saber dónde había puesto las «palabras cruzadas».[21] Tratamos de hacerle hablar apretándole alambre a la cabeza con unas tenazas, hasta que cerró los ojos; pero no hablaba. Entonces mandamos a uno a ver al capitán, que estaba más o menos a un kilómetro. Dijo que nos las arregláramos y no vino. Excavé un agujero y le enterré hasta el pecho, con las botas, hasta que tuvo los pies cocidos; pero no habló. Llamamos al capitán, que esta vez vino y me insultó por lo que había hecho. Mientras tanto, llegó el general, que reprendió al capitán y le dijo que tenía que estar siempre con nosotros. El oficial alemán murió poco después.

»Bokassa estaba con nosotros. Le gustaban en exceso los

21. Los códigos secretos.

europeos. Todo lo que sucedía en el batallón, corría a decírselo a los franceses. Era espía; le arrestaron, y me alegro de ello.

»Después de Bensançon, en Belfort combatimos en la estación. Después de Mulhouse nos encargaron limpiar de minas la Selva Negra. Es como la Costa de Marfil: un bosque denso. Los buscaminas no dicen la verdad; encuentras un fragmento de obús y gritas; pero no es más que un fragmento de obús. Además, te aburres, caminas sin reflexionar, y saltas por el aire. En una semana avanzamos cinco kilómetros.

»En Mulhouse teníamos demasiados prisioneros. Debíamos ocuparnos de ellos. No había prisiones; cortábamos palos de madera y con alambre hacíamos recintos. Había poco para comer y a veces teníamos pocas municiones. Por eso los franceses nos dijeron que disminuyéramos la cantidad de prisioneros. Por la mañana, a la hora de las *corvées*, matábamos a cuatro o cinco. A veces, si no teníamos municiones, entrábamos de noche y les cortábamos la garganta. Por la mañana los franceses nos preguntaban si todo iba bien. Decíamos: sí, pero algunos trataron de escapar y los matamos. Decían ellos: bien, presentad vuestro parte. Ellos nos habían dado la orden. Ellos, los civilizados; nosotros, los salvajes.

»Una vez nos confiaron prisioneros que había que llevar a Besançon en tren. Éramos tres, yo y dos *tirailleurs*. Cuarenta murieron en los vagones. En Besançon nos dijeron que arrojáramos los cadáveres. Nadie nos ayudó; los cogíamos por los pies y caían afuera. Los franceses estaban contentos de ver tratar de esa manera los cadáveres de los alemanes. Allí, un carnicero francés me dio la única comida caliente.

»En Francfort nos rodearon. El general Clark no sabía combatir; no sabía otra cosa que masticar chicles.

»Los alemanes son distintos de los franceses. Las mujeres se reunían al atardecer para realizar labores de punto. Los alemanes, hombres y mujeres, mataban a los *tirailleurs* si por la noche se acercaban a las mujeres.

»Yo estoy contra la guerra. Lo decía, y como no había calabozos, me rebajaban la paga. Y punto. Y yo no conocía ni siquiera las razones de esta guerra.

»En 1945, después de haber combatido en Francfort, fuimos hacia Estrasburgo, que ya había sido limpiada por los rusos. Cruzamos el Rin, fuimos a Kiel, después a Baden-Baden y de allí rechazamos a los alemanes hacia Hamburgo y Austria. La división Leclerc había llegado a Bresgau. Se firmó el armisticio y el 7 de mayo a medianoche los alemanes depusieron las armas.

»Nos pidieron que esperáramos hasta junio para desfilar y luego nos hicieron bajar a Marsella. Desfilamos en Berlín y nos mostraron el lugar donde Hitler se había quemado. Para reconocerlo trajeron al dentista. Luego bajamos al Mediodía: mandaron por avión a los de Chad y Madagascar. Nosotros esperamos el barco y el 15 de marzo de 1946 entrábamos otra vez en Dakar. Traía conmigo una bicicleta alemana de ruedas grandes, siete piezas de oro, un billete de cien marcos y una pistola que había quitado a un oficial alemán. Me reprocharon el haberle desarmado. Es verdad, le había cortado la bandolera con el cuchillo, le había cogido el reloj, le había registrado y le había cogido el dinero. Pero sólo me reprocharon el haberle desarmado; únicamente un oficial blanco podía desarmar a un oficial blanco. Pero en aquel momento no había oficiales blancos.

»En Dakar, los gendarmes subieron al barco y nos hicieron descender uno por uno con el equipaje. Los aduaneros nos cachearon; me hicieron desmontar la bici y las ruedas. Pero no encontraron la pistola y las piezas de oro. La pistola la había desmontado y con las piezas de oro había hecho *gris-gris*, amuletos, que luego había cubierto con sangre de pollo. El aduanero me dijo: "¡Puedes agradecer a tus amuletos que regreses salvo y salvo!".

»Así fue como conseguí entrar en Mali con la pistola y los cuartos. Un amigo de Kani había traído un fusil ametrallador y bombas de mano. Se lo quitaron todo.

»De Dakar a Kayes y luego a Kati, y de Kati a Bandiagara,

en camión. En Bandiagara nada había cambiado. El prefecto nos insultó en seguida porque hacíamos demasiado ruido. Luego nos tomó la filiación y nos dejó en libertad. Me dieron un caballo, pero el tipo al que se lo habían requisado no estaba contento. Le dije que luego viniera a mi casa; vino, me dio quince francos y le devolví el caballo. Partí para Ningari en bicicleta».

ROBO DE FETICHES

Kansaye es el jefe de los cazadores de Bandiagara, pero también el punto de referencia para los *anciens combattants* de la provincia. Lo mismo que los demás, recibe una pensión de guerra, que llega directamente de Francia y que de vez en cuando va a cobrar a Mopti, ocasión que aprovecha para aprovisionarse de vino y cerveza.

Hace unos días le oí discutir con un joven alemán que había llegado hasta allí en bicicleta y que en el momento de partir encontraba demasiado cara la cuenta. Escaso de argumentos, el viejo le respondió: «¡Entonces debería pedirte que me pagaras indemnización porque tu país me ha tenido prisionero durante meses a patatas y agua!».

Mamadu se llena un vaso de cerveza, que colorea con el vino de los libaneses. Entra un blanco, de edad mediana, norteamericano. Un anticuario, o, mejor, un hombre de confianza de anticuarios norteamericanos. Adquiere objetos de arte cuando los guardianes de los fetiches deciden desprenderse de ellos para abrazar una de las nuevas religiones. También organiza, con los jóvenes de la ciudad, hurtos de estatuas que pueden valer varios millones en el mercado del arte. Pero tienen que ir con cuidado: recientemente un cazador del farallón robó el fetiche de una aldea de la llanura. Tres días después, la estatua estaba en Estados Unidos; pero los habitantes de la aldea localizaron al ladrón, le rompieron las piernas y le dejaron en el sendero.

Mientras observo al hombre en busca de informaciones,

pienso en Sagara Kasselem. Una vez había dicho: «Ahora, en la aldea, hay gente que reza a Alá y otros que custodian fetiches. Antes, si no sacrificabas a los fetiches, no podías tener una buena cosecha. Si no tenías una mujer y se la pedías al fetiche, podías encontrarla; y lo mismo para los hijos. Ahora, la mitad de la aldea reza a Alá. El fetiche lo ha sabido y ya no da como antes. Por eso los que curaban bien, ya no lo consiguen; y los ladrones han venido a coger los fetiches para venderlos. Los venden por uno o dos millones de francos. Hacen mal, arruinan al país. Es porque se destruyen los fetiches que no llueve lo suficiente; esto es lo que impide las buenas cosechas, puesto que los fetiches actúan en todas partes. Se les rezaba todas las mañanas, y la lluvia caía en abundancia. Ahora los están vendiendo. Los que compran buscan su interés, a ellos les gusta; pero los vendedores han arruinado el país. Han hecho mucho daño; no debían haberlos vendido».

Muchas cosas han cambiado y muchas están cambiando en la meseta; mientras Kasselem, y muchos como él, se han marchado o se están marchando para siempre.

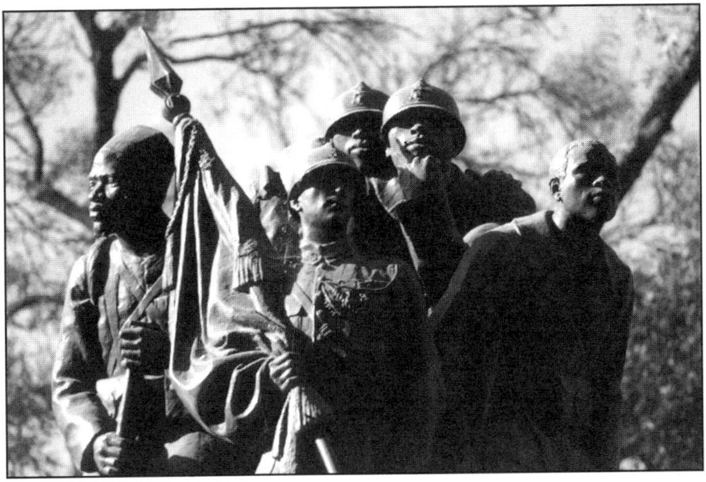

Monumento a los *tirailleurs*

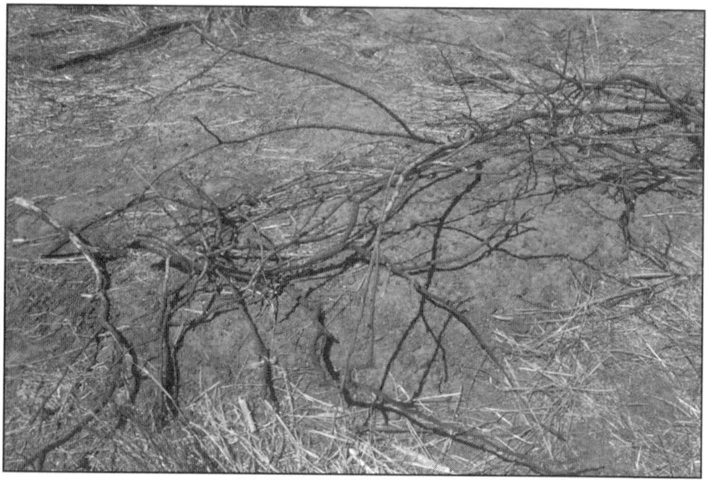

La tumba de Kasselem Sagara, sobre la que
«habían puesto ramas para que los perros no excavaran»

6.

Allaye Sagara, el sucesor

EN EL LUGAR DEL PADRE

El 2 de julio de 1978 llegaba a Italia una carta de Mali.

«Os envío esta breve carta para daros mis noticias y recibir las vuestras. Muy simplemente, estoy muy triste por tener que comunicaros la muerte de mi padre, vuestro amigo Sagara Kasselem, curandero, ocurrida el 30 de junio. Se había enfermado dos días antes. De parte de su hijo, Allaye Sagara, agricultor».

Le habían dado sepultura acostado sobre un lado, envuelto con el típico sudario blanco y azul, no lejos de la aldea, en la falda de la colina rocosa, hacia el oeste. En la tumba habían puesto ramas espinosas para que los perros no excavaran. Durante las primeras seis noches, los hijos y los amigos se turnaron para hacer guardia en el lugar a fin de evitar que los practicantes de magia negra se llevaran parte del cuerpo. Luego lo dejaron solo.

Los funerales tendrían lugar después de la cosecha. Entonces los hombres estarían exentos del trabajo en el campo y la familia tendría tiempo de prepararse y apartar lo necesario para recibir a los invitados.

Mamadu Kansaye cuenta aún: «El día anterior a la muerte, Kasselem vino a Bandiagara a encontrarse con su hermana, viuda de un *ancien combattant.* Es una vidente: lee en las conchas. Había pasado para saludarme; para que se quedase un poco conmigo, le pedí que dejara el equipaje en mi casa. Fue a casa de su hermana y regresó. Hablamos un poco; me dijo que se iría a Konsogo-do, a casa de su hermano mayor. Al irse me abrazó, me saludó y me dijo que sería la última vez. "¿Por qué?—le pregunté—. ¿Acaso te he recibido tan mal para que me digas semejante cosa?". No respondió y se marchó. Unos días después vino la hermana a anunciarme que había muerto. Aquella noche no dormí».

Allaye, el primogénito, no estaba preparado. El viejo dejaba en la aldea dos mujeres, Meba y Pemo, y otros cinco hijos, Isai, Ambakene, Nago, Laia y Timé. Otros habían emigrado hacia las grandes ciudades del Sur, y no regresaron, ni enviaron noticias.

Ahora él era el jefe de familia. Tenía una prometida y dos hijos de otra mujer. Junto con sus coetáneos participaba en escapadas a las aldeas vecinas, los días de mercado, en los que la cerveza es más fresca y sabrosa. Le gustaba reír y contar fanfarronadas relativas a la caza, la lucha y las mujeres. La exuberancia de la juventud no dejaba a la sazón espacio a la seriedad y la ponderación del hombre.

Pero en ese momento estaban la casa, las dos viudas, los hermanos, los enfermos, los animales, el campo, las relaciones con los miembros de la familia y con las otras familias.

Y estaban los fetiches.

Seis meses antes, Kasselem le había llamado para decirle que no tenía mucho tiempo más: tenía que darse prisa en enseñarle lo que le quedaba por aprender. Luego había escondido varios objetos en el bosque, en árboles huecos y en grutas de la montaña. Allaye los encontraría poco a poco y así prolongaría la relación con el padre incluso después de su muerte. Sagara lo había escogido desde pequeño entre todos sus hijos. En la superficie tornasolada del agua de la escudilla sagrada veía los rostros de los antepasados muertos, a los que nunca había conocido. Espontáneamente estaba junto a él y le observaba atentamente mientras preparaba remedios o curaba.

Cuando encontraba en el bosque los hombrecillos rojos que le habían dado el poder de curar, Kasselem decía que tenía un solo hijo y que quería presentárselo. Continuó pidiéndolo hasta que Allaye llegó a ser un hombre joven. Mientras, le enseñaba a cultivar, cazar, preparar los remedios, administrarlos, leer las conchas y ejecutar correctamente los ritos.

Cuando llegó el momento, le llamó. Habían salido de la aldea en plena noche, y antes del alba estuvieron de regreso. Por el sendero, Kasselem le había dicho que vería algo que no conocía. No tenía que tener miedo. Si temía, no sería bueno para él. Se detuvieron en el bosque, junto al agua; encendieron el fuego; se desnudaron, se lavaron y respiraron el humo de las brasas. Luego continuaron hasta un lugar determinado. Le dijo que se sentara; él se sentó, no lejos. Comenzó a recitar en voz baja algo así como unas letanías. Acudió la «gente». Como el padre le había recomendado que no tuviese miedo, no lo tuvo. La primera vez no hablaron con Allaye, sino que le estrecharon la mano y después le dieron una cosa: un anillo.

Todos sabían que el padre le había enseñado sus secretos: él sería el sucesor. Debía continuar con las curas que Kasselem había empezado y responder a los que venían a pedir su ayuda. Pero aún no estaba preparado. Se sentía inseguro, era demasiado joven y no sabía si podría resistir en caso de tratar de hacer todo lo que hacía el padre. De todas maneras, volvió solo para encontrarse con los pequeños seres rojos. Antes de ir ejecutó atentamente el ritual, echó los polvos al fuego y respiró su humo. Los vio y les agradeció que se hubieran presentado. Hablaron incluso de nosotros. Le advirtieron que volveríamos. Hacia las cuatro, cuando cantaban los gallos, regresó a la aldea.[22]

Kasselem no solamente curaba y leía las conchas. Una vez al año, después de la cosecha, celebraba ante toda la aldea la «fiesta de agradecimiento». En esa ocasión, los enfermos que habían sido atendidos y curados y los que se hallaban

22. El relato de Allaye se encuentra en P. Coppo y D. Gherarducci, «Il potere terapeutico: alcune osservazioni etnopsichiatriche», *Rivista Sperimentale di Freniatria*, CVII, 1983, 3, pp. 691-715.

en tratamiento acudían con sus familias y llevaban animales para los sacrificios. La noche anterior, otros curanderos y guardianes de fetiches, amigos de Kasselem, realizaban con él los rituales de agradecimiento y propiciación en el templo del fetiche masculino y en el del fetiche femenino, ubicados en el bosque sagrado, no lejos de la aldea. Al día siguiente, los habitantes de la aldea y de las aldeas vecinas era invitados al patio de los Sagara; y eran tantos los que acudían que muchos quedaban fuera y tenían que mirar por encima del bajo muro exterior. Kasselem tocaba la *cora* habitualmente custodiada en el templo. Cuatro o cinco notas repetidas en sucesión y las palabras apenas audibles que las acompañaban solicitaban a los espíritus que descendiesen al templo. De pronto los percibían los perros, que comenzaban a gruñir y alguno de los enfermos podía caer al suelo con convulsiones, hasta que Kasselem no se levantara y le impusiera la mano sobre la frente para poner fin a los temblores. Mientras un asistente retomaba las notas de solicitación en la *cora*, Kasselem pedía a las mujeres que machacaran el mijo en un gran mortero que él, tendido en el suelo, se apoyaba sobre el pecho y las piernas, de manera que todo el cuerpo era sacudido por los golpes, al tiempo que los granos y la pasta le caían sobre el rostro. Finalmente se levantaba y mostraba a los presentes el hecho extraordinario de que nada se había roto en su cuerpo enjuto y huesudo.

Luego cada enfermo ofrecía un animal, en general un gallo. Él entraba en el templo, el enfermo se pasaba el animal por el cuerpo y, a través de la puerta, se lo entregaba al curandero, quien le cortaba la garganta ante el fetiche. Luego lo arrojaba fuera para que agonizara sobre la tierra ante el templo y, asomándose, lo miraba morir. Las convulsiones y la posición en que quedaba finalmente le decían a Kasselem y sus ayudantes si la enfermedad volvería o no. Por fin, excavando en un punto determinado del patio, descubría el altar de la familia. El cuchillo raspaba la tierra y terminaba por aparecer la boca de un cántaro sepultado, sobre el que la primera mujer y el hijo más joven vertían

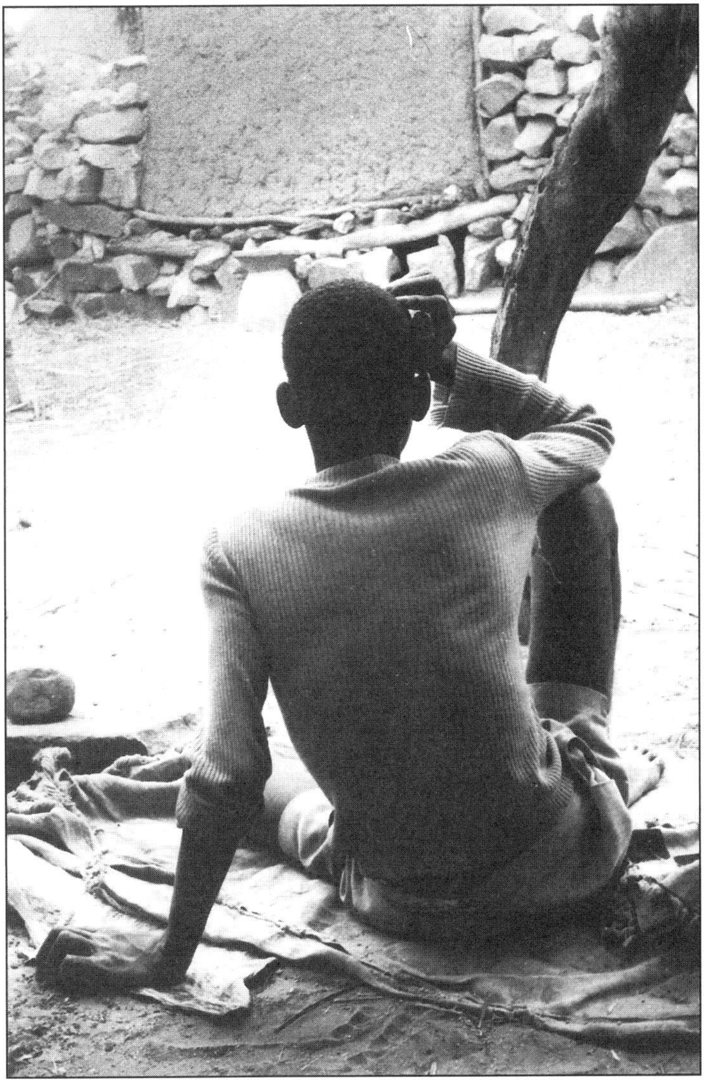

Terapia por inhalación, a cargo de Allaye Sagara

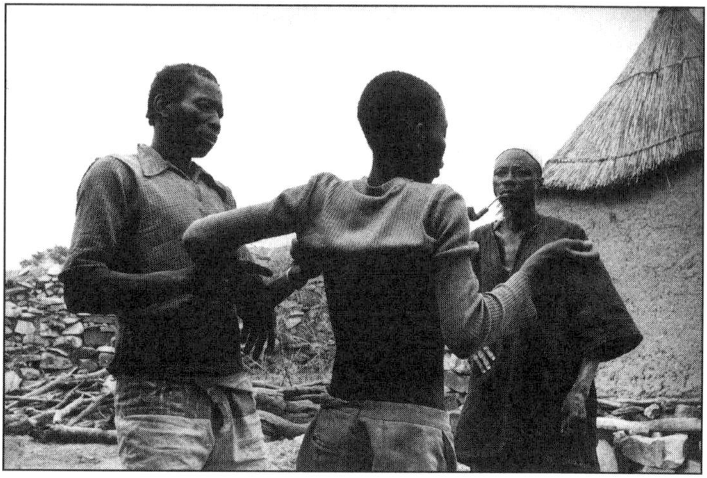

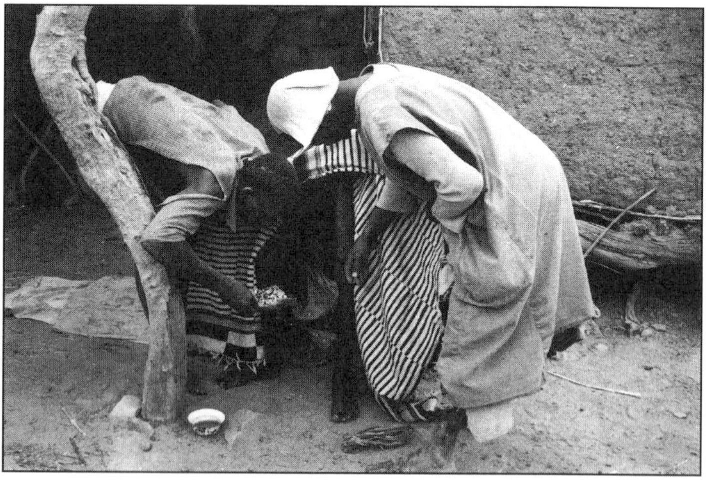

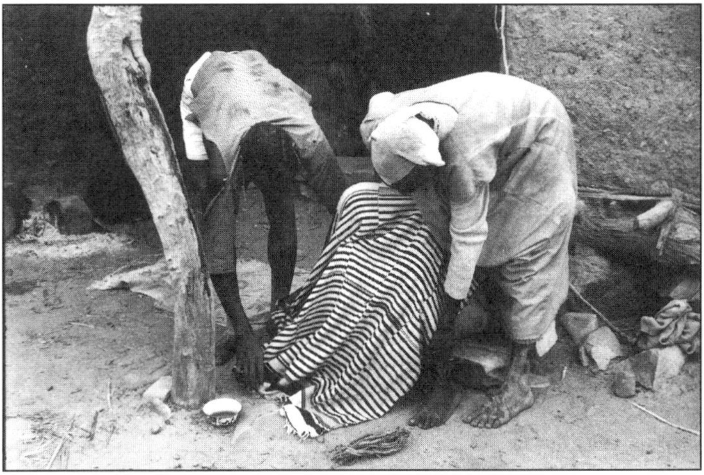

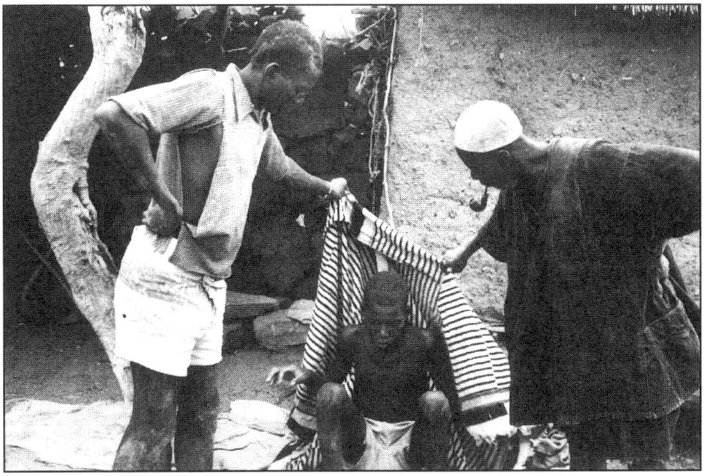

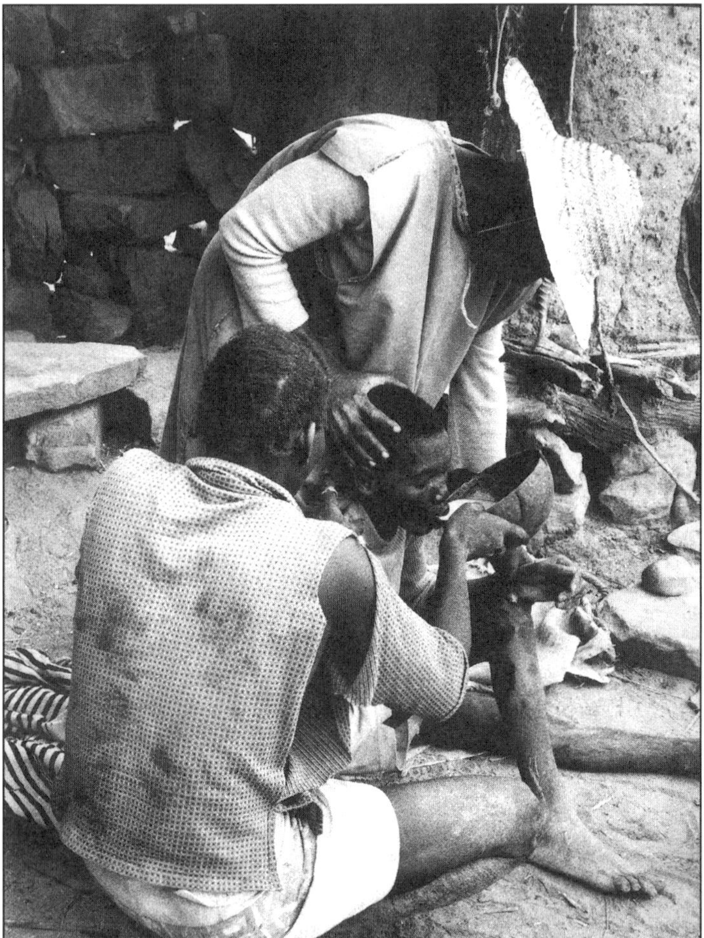

agua y crema de mijo, benditas ante el fetiche. Después el curandero vertía allí sangre de la garganta de un carnero; y cuando el terreno lo había absorbido todo, volvía a cubrir el altar con cuidado, hasta el año siguiente.

De esta suerte, la gente de la aldea que había asistido e incluso quienes, por rezar a Alá, eran sus enemigos y aquel día se habían quedado en sus casas o se habían marchado directamente de la aldea, sabían cada año que la fuerza de Kasselem no había mermado: que llamaba a los espíritus y éstos acudían, que atendía enfermos y los curaba, que podía hacer cosas extraordinarias que hubieran roto todos los huesos de la gente común y salir ileso, que estaba poderosamente asociado a los antepasados y que los hijos continuarían con su obra de terapeuta y guardián de los fetiches.

Allaye no se sentía todavía en condiciones de hacer lo mismo. Era demasiado joven, temía no conseguirlo. La «gente» del bosque habría podido hacerle caer e incluso llevárselo. Se sentía solo; y si se está solo no se puede ser fuerte. Además de todo esto, una parte de la aldea no aceptaba las prácticas fetichistas del viejo; no habían podido oponerse a Kasselem porque era anciano y hombre de poder, pero él era joven y aún no había demostrado su fuerza. Y estaba obligado a compararse con la fuerza paterna que aún sentía aletear a su alrededor. Tenía que lograr reconocerla dentro de sí y asumirla sin miedo ni sentimiento de culpa.

Únicamente la ejecución atenta, precisa y serena de los rituales del duelo darían al hijo la fuerza de la madurez. En cambio, cualquier error demostraría la persistencia de los tormentos que inevitablemente ligan el hijo a la imagen de la potencia del padre y le impiden apoderarse de ella.[23]

23. Sobre dinámicas psicológicas asociadas a la transmisión de la potencia mágica de padre a hijo, véase en particular G. Róheim, *Animismo, magia e il re divino* (1972), Roma: Astrolabio, 1975; H. Hubert y M. Mauss, «Origine dei poteri magici nelle società australiane» (1909), en E. Durkheim, H. Hubert y M. Mauss, *Le origini dei poteri magici*, Turín: Bollati Boringhieri, 1991, pp. 133-70.

Como quiera que fuese, aún tenía tiempo. Mientras no se celebraran los funerales no podía ocupar el puesto de Kasselem ni vivir en su casa. Aun cuando siguiera cuidando de los enfermos del padre y de alguno nuevo, para la gente todavía no era *djon-djongonon*, curandero. Ni siquiera podía tener relación directa con los fetiches. Cada vez que hacía sacrificios o rezaba delante del templo, veía la imagen del viejo. Únicamente desaparecería después de los funerales. Mientras tanto, debía prepararse.

RITOS FÚNEBRES

Los funerales se celebraron dos años después, en marzo de 1981. No en Konsogo, la aldea natal de Kasselem, sino en Sansanboru, la aldea vecina, donde habían muerto entretanto otros dos jefes de familia. Sería posible celebrar al mismo tiempo funerales de distintas familias. Como es habitual, se prolongaron dos días.

Al amanecer del primer día, Allaye vino a llamarnos. Nos hizo sentar en el patio, detrás de la casa. Extrajo del saco de piel dos fajas con amuletos, un vaso de terracota grande en el que virtió agua, un vaso pequeño con las conchas, un rosario islámico, un cuchillo y dos flechas. Con el agua lavó las conchas y las arrojó al suelo, donde observó atentamente su disposición. Puso una de ellas en la escudilla pequeña y ésta en equilibrio muy inestable sobre la flecha y transversalmente a la escudilla grande. Desgranó el rosario recitando fórmulas en voz baja. Con los dedos roció agua sobre la tierra, alrededor de nosotros. Luego nos hizo lavar con el agua de la escudilla grande: estábamos listos para la ceremonia.

En el centro de la aldea, la casa de uno de los difuntos donde se desarrollarían los funerales da a una plaza en la que confluyen diversos callejones. Por éstos, a la tarde, fueron llegando en fila y detrás de los tambores, bailando y cantando, guerreros y cazadores vestidos con ropas de color tierra, cubiertos de amuletos, el fusil de avancarga en la mano, arcos y lanzas. Cuando los de la familia se subieron al techo de la casa, los otros simularon un ataque a la casa del muerto. Del techo comenzaron a disparar salvas y con salvas respondieron de la plaza y de las calles circundantes. En poco tiempo el aire se llenó de polvo, gritos, humo y olor a pólvora de disparo. Mujeres y niños, que tienen prohibido aproximarse a los hombres en disposición de caza o de guerra, asistían desde los techos de las casas adyacentes.

La escena se repitió varias veces, a medida que de las aldeas vecinas llegaban grupos de hombres armados. La confusión crecía; y en la plaza ya llena, a duras penas encontraban algunos el espacio necesario para simular duelos de lanza y cuchillo.

Luego un hombre subió al techo y entonó el elogio fúnebre de Kasselem.

Buenos días a todos; a todos, gracias. Gracias a los que estaban en el bosque y han regresado.
Gracias a los otros que cantan; ¡adelante, valientes!
¿Adónde ha ido el hombre que ya no vive?
El hombre que conocía a los diablos, ¿adónde se ha ido?
El que trabajaba en el bosque
con el cuchillo y el hacha,
¿dónde se ha ido?
El hombre de grandes pantalones,
¿adónde está?
El hombre de la larga capucha,
¿dónde está?
El hombre que combatía a mano limpia con los peul,
¿dónde está?
¿Dónde está el valiente?
El hombre que llevaba las armas
¿acaso se ha ido al bosque?
Dios nunca ha hecho lo que no quería hacer
y no perdona a nadie en la vida.
No a los guerreros mossi
que construyen murallas
con cuerpos de muchachas;

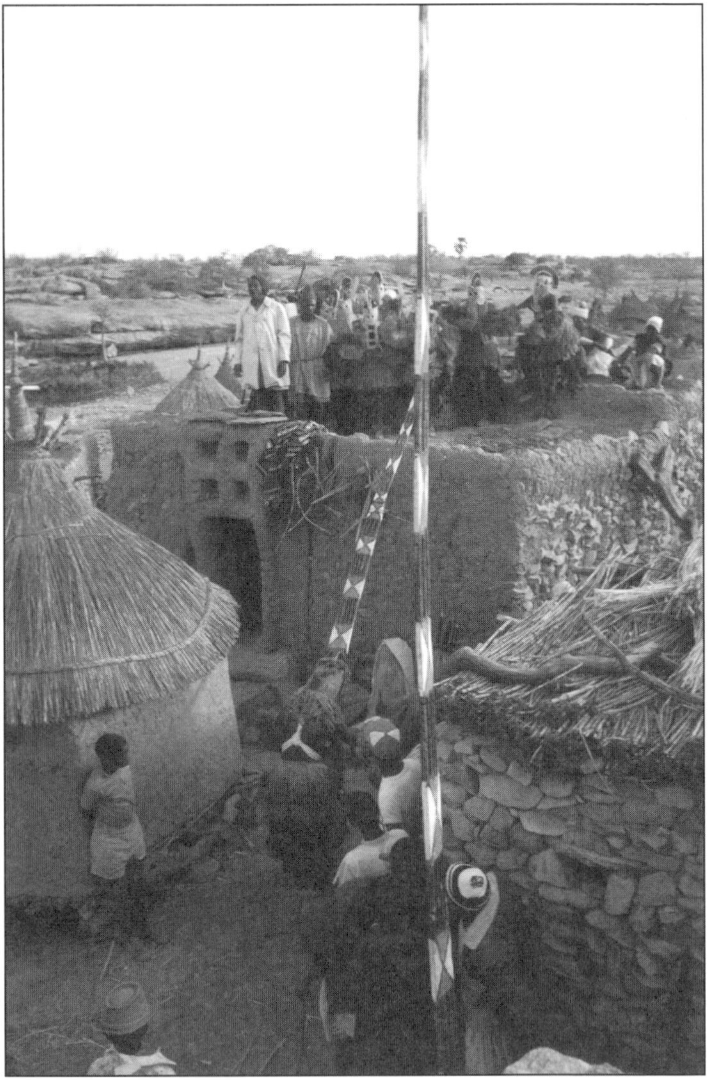

Funeral de Kasselem Sagara: en el tejado de la casa de su familia, al pie de las máscaras que lo ocupan, están el sudario y el arco y flechas del fallecido; desde el patio, las máscaras *sirigué* le rinden homenaje tocando el borde del tejado con la punta de su mástil

ni a los blancos, que construyen casas con su dinero.
Dios no los ha perdonado.
Sólo nos queda, pues, llorar
y luego marcharnos.
¿Adónde se ha ido el hombre de armas?
Su fusil estaba estropeado,
pero fue de todos modos a la guerra.
Se ha ido ahora al bosque
sin árboles,
él, que se había batido en el bosque.
He venido a saludar a quien ya no vive.
Mis amigos vendrán mañana a cantar,
vendrán de Ambadubu,
vendrán de Koméré,
vendrán de Untamunu.
El nombre de quien ha hecho el bien no se pierde
y la gente cantará para agradecer.
Ha regresado entre los que ya no viven,
ha vuelto con su madre;
se lo agradezco.
Las mujeres de los hijos vendrán a agradecerle,
vendrán mañana los jóvenes, con las mujeres.
Todos vendrán a agradecerle, todos.[24]

Luego se retiraron los guerreros y los cazadores y entraron las mujeres al patio de la casa. Tenían en la mano los hierros de los aperos agrícolas: azadas y hachas, además de escudillas y *calebasses*. Al tiempo que se lamentaban, golpeaban los hierros y levantaban los recipientes como si pidieran alimento, hacia el techo de la casa del muerto. De vez en cuando lanzaban un grito prolongado.

Al atardecer, los cazadores volvían del bosque. Habían matado un mono. En procesión, cantando y bailando, llegaron por las calles de la aldea hasta la casa del muerto. En la plaza habían imitado la caza por turnos: de dos en dos, cubiertos de amuletos, con espejuelos en la cintura para engañar a la cobra escupidora (que produce ceguera con el

24. Canto fúnebre de Amadiugo Sagara, grabado por Albert Romero.

veneno que lanza al brillo de los ojos), dejando caer del puño un hilo de arena para detectar el viento, agachados y a cuatro patas, se acercaban de derecha e izquierda al mono muerto hasta disparar, abalanzarse sobre la presa y disputársela. Durante largo rato simularon la caza, mientras las mujeres, los jóvenes y los niños asistían acompañando la acción con gritos. Luego cayó la noche y la gente se dispersó por la aldea. Por doquier había comida y cerveza de mijo.

Al amanecer del segundo día, los cazadores estaban nuevamente en la plaza y se desafiaban a tirar con el arco flechas sobre una mesa de madera y a producir con los fusiles de avancarga los disparos más estruendosos y las mayores nubes de humo.

Cuando el sol ya estaba alto, un centinela había gritado la llegada del cortejo de máscaras del bosque. Entonces, las mujeres y los niños desaparecieron de las calles de la aldea para meterse en sus casas; pero algunos, ocultos detrás de los muros de piedra, se habían quedado para espiar entre las fisuras. En la plaza, los cazadores se habían retirado a los extremos dejando un gran pasaje. Por uno de los callejones desembocaron los tambores, seguidos de algunos hombres que bailaban, con silbatos de plástico de color entre los dientes. Detrás, más allá de los techos de las casas, se veían acercarse, ondeando, las altas maderas de las máscaras. En poco tiempo entraba en la plaza una veintena de máscaras, danzando en círculo, cada una con su paso. Las fibras rojas y negras de baobab que llevaban en el talle, las muñecas y los tobillos giraban sobre sí mismas y se agitaban con los pasos y saltos de la danza, al ritmo cada vez más rápido de los tambores, los silbatos y las campanillas.

Estaba *kelemo jene*, la máscara de la gacela, con un espantamoscas en una mano y un bastón en la otra, con el cual imitaba el trabajo de la azada: tres golpes al suelo adelante y, girándose, tres atrás. Estaban *walu*, el antílope; *dyommo*, la liebre; *dege*, el mono negro, que avanzaba un tanto separado del resto, apoyándose en un bastón y sentándose de vez en cuando en una piedra, con aspecto pensativo y triste.

Había algunas *kanaga*, grandes cruces de madera negra y blanca que recordaban las alas desplegadas de la avutarda menor cuando planea. Las acompañaba el canto: «Derramad lágrimas por mi padre: el agua gotea, gotea de mis ojos».

Estaban las gallinas negras de roca, *kommodyu*, con la capucha negra cubierta de conchas blancas; *bede*, la muchacha yebeze, devorada por el león; *satimbe*, con la alta figura de mujer tallada, en recuerdo de la primera mujer consagrada *yasigine*, «hermana de las máscaras»; y *yagule*, máscara de muchacha con el rostro cubierto de cauris y dos mitades de frutos de baobab como senos colgados de tirantes negros y rojos cubiertos de conchas. Avanzaba sacudiéndolos y acompañada del canto: «Sacude, muchacha, sacude bien, bien, sacude bien tus senos». Y además estaban las dos *sirige*, talladas de un solo tronco largo y derecho; tenían cuatro metros de altura para representar las casas de varias plantas. Estaban atadas a la nuca del danzarín, que las sostenía mediante un travesaño, con los dientes.[25]

Precedidas por los tambores, habían dado la vuelta a la plaza varias veces. Los colores, los gestos, los sonidos, el polvo que se levantaba con los pasos de danza, los gritos de incitación de los presentes y los cantos que las acompañaban colmaban los sentidos. Luego se detuvieron en círculo y, por turno, en el centro, bailaron el ritmo característico, ejecutando cada una su propia figura. Algunas de ellas habían subido al techo de la casa del muerto y bailaron allí largamente. Antes de bajar habían sacudido al viento un sudario. Luego se dispersaron por toda la aldea en grupos de dos o de tres, espantando a las mujeres y los niños y provocando los gritos de incitación de los hombres que encontraban. Antes del ocaso se retiraron a su refugio, en el bosque.

Los funerales habían tocado a su fin. Kasselem y los

25. Para una descripción completa del complejo sistema de las máscaras funerarias y de su valor simbólico, véase M. Griaule, *Masques Dogons* (1938), Institut d'Ethnologie, París, 1983.

otros difuntos habían recibido la despedida adecuada de la comunidad de los vivos. Ya estaban en el mundo de los antepasados; las ofrendas regulares de agua y de mijo por parte de la familia facilitarían el viaje de su sombra al lugar del reposo eterno. El puesto de Kasselem entre los vivos quedaba libre. Ahora tendría que ocuparlo Allaye.

Durante los dos días nos encontramos de vez en la cuando a Allaye, que parecía participar en la ceremonia como cualquier otro. Tras el rito con nosotros, la primera mañana, detrás de la casa, nos había mostrado con orgullo dos pendientes, que nunca se había puesto. Por la noche, se había internado en el bosque.

Después nos dijo que había encontrado a los seres de piel roja. Todo había ido bien.

Antes de dejar la aldea natal del padre, ante el tío paterno y otros ancianos de la familia, nos habló de los enfermos en proceso de cura. Uno padecía hormigueos en las piernas, que luego subían a todo el cuerpo: sin saberlo, había infringido un tabú y luego había sufrido un hechizo de algún vecino. Ahora estaba mejor y los hormigueos se habían retirado hasta los tobillos. Estaba en la aldea, y si yo quería podía verlo. De otros, mostraba cartas de solicitud y de agradecimiento: un militar pedía medicinas para el vientre, porque sentía dentro de sí gusanos que le roían día y noche; otro aludía a un deseo, todavía no satisfecho del todo, a pesar de los rituales de Kasselem, y pedía al hijo Allaye que hiciera lo posible para que se convirtiera en realidad.

Allaye empezaba así a afirmar públicamente su poder. Los viejos de la familia escuchaban y asentían. Y cuando finalmente preguntamos el camino de regreso, el tío más anciano nos pidió que continuáramos trabajando con Allaye como lo habíamos hecho con Kasselem. Nos auguró un buen viaje y se encomendó y encomendó a Allaye a Dios y a nosotros: «*Amba sagu, u sagu,* contamos con Dios y con vosotros».

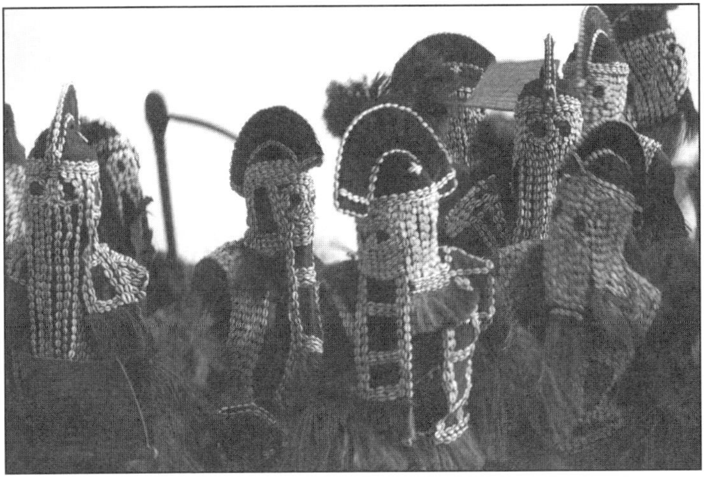

Grupo de máscaras en el funeral de Kasselem

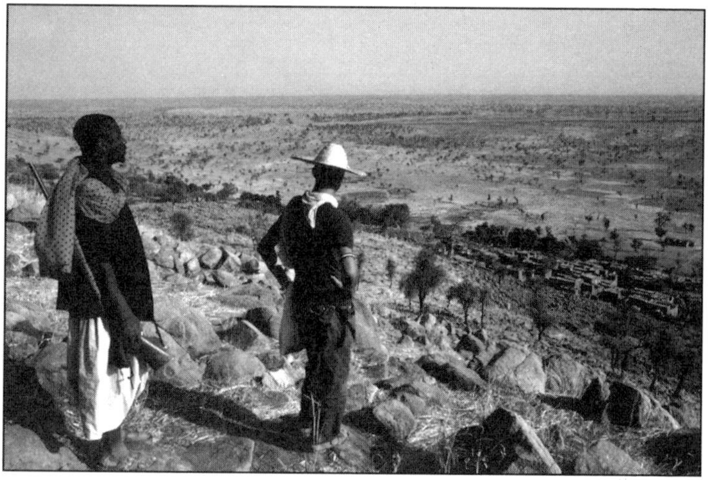

La llanura vista desde la meseta; en primer término,
Pangalé, enfermero y guía, y Piero Coppo

7.
Descubrimientos de los etnólogos

EL LEGADO DE MARCEL GRIAULE

Pero el Centro de Medicina Tradicional no surgió en Bandiagara tan sólo por nuestro encuentro con los Sagara y otras familias de curanderos de la meseta. Los dogon, gente de montaña, son famosos por su obstinación, entrega al trabajo, resistencia y sentido del honor. Sus sabios son famosos en todo el África occidental tanto por sus poderes como por su conocimiento. También hay gente que viene a la meseta desde muy lejos para consultar adivinos o curanderos: para prevenir desgracias, curarse de infortunios y de enfermedades. Los dogon son conocidos también en Europa desde que fueron objeto, y protagonistas, de una de las empresas de etnología más célebres del siglo.

«19 de mayo de 1931. Partida de Burdeos a las 17.50. Los estibadores colocan un ramito sobre el *Saint-Firmin* para indicar que el trabajo está terminado. Unas putas saludan a los hombres de la tripulación con los que han dormido la noche anterior. Parece que, al llegar la nave, fueron a la dársena a invitarlos a pasar la noche con ellas. Unos trabajadores negros del puerto miran partir a sus compañeros...».[26] De esta manera se inicia el diario de Michel Leiris, escritor surrealista disidente, invitado por Marcel Griaule a participar en la misión Dakar-Djibouti para que explicara por escrito su desarrollo. El 31 de marzo de 1931 las Cáma-

26. M. Leiris, *L'Africa fantasma* (1934), Milán: Rizzoli, 1984, p. 13.

ras francesas la habían aprobado por unanimidad mediante una ley especial. El sostén económico, técnico y organizativo lo suministraban el Ministerio de Educación de la Nación, el de Colonias, el de Guerra y el de Agricultura; la Academia de las Inscripciones, la de Bellas Letras, la de Bellas Artes y la de Ciencias Coloniales; la Universidad de París; el Museo de Historia Natural, el de Etnología y el del Hombre; la École Pratique d'Études Supérieures y la Escuela de Lenguas Orientales Vivas; el Banco de París y de los Países Bajos; la Compañía de África Oriental, el Ferrocarril Franco-Etíope, las Mensajerías Marítimas y la empresa Air-Afrique.

Participaban antropólogos, etnólogos, filólogos, musicólogos, geógrafos, geólogos, entomólogos, biólogos, médicos, además de personal logístico y de apoyo. Tenían que atravesar África de oeste a este por lugares peligrosos, poco conocidos y a veces directamente inexplorados. La dirección de las investigaciones etnológicas se había confiado a Marcel Griaule. Discípulo de Marcel Mauss y de Marcel Cohen, Griaule tenía experiencia de campo en Etiopía y dirigía la sección etnológica del Museo del Hombre de París, donde se cuidaba de la recolección, clasificación y descripción de materiales (estatura, artesanado, objetos de uso, documentos fotográficos y escritos) provenientes de África.

La *Saint-Firmin* atracó en Dakar. A partir de allí, escoltada por soldados, la misión prosiguió hacia el este. Después de cuatro meses llegó a Bandiagara y más tarde a Sanga. «El jefe Dounèyron Dolo nos recibe cordialmente. Viene otra gente e incluso muchos niños. Estamos aquí muy lejos del servilismo de la mayor parte de los hombres que hemos encontrado hasta ahora. En comparación con esta gente, todos los negros y blancos conocidos dan la impresión de canallas, de villanos, de tristes atolondrados. La religiosidad es extraordinaria. Lo sagrado está presente en todas partes. Todo parece sabio y serio. Imagen clásica de Asia».[27] Por pri-

27. Ibíd., p. 101.

mera vez ponían pie en la meseta unos intelectuales, investigadores y científicos europeos. La belleza de los lugares, la dignidad de la gente, la cultura que emanaba de las construcciones, las máscaras y los fetiches que se entreveían en las casas y en las grutas, todo ello impresionó a los blancos. Tras recoger ciertas informaciones, confeccionar algunos planos, establecer unos cuantos contactos y apoderarse, con engaño y a veces *manu militari*, de algunos fetiches, ejemplos notables de estatuaria y artesanía, la misión partió hacia Djibouti.

De regreso en Francia, Griaule, condecorado con la Legión de Honor, comenzó a preparar otra expedición entre los dogon. En aquella época no había en Europa nadie, ni siquiera entre los eruditos, que conociera a este pueblo que se había refugiado en las montañas en el siglo XI, huyendo de la islamización impuesta por los almorávides, y en el XV, para escapar a la presión de los mossi de Naba Ubri.[28] Durante siglos había resistido a las incursiones de los jinetes de la llanura y había conservado intacta su identidad cultural. Vencido por el tronar de los cañones franceses, ahora se desvelaba un terreno de investigación intacto y abierto a los estudiosos de París.

En el campo de la etnología, se trataba de un verdadero descubrimiento, digno de los grandes exploradores que Griaule había leído y admirado desde joven. Una oportunidad extraordinaria que era preciso no desperdiciar.

A lo largo de las décadas posteriores y hasta su muerte, ocurrida en 1956, Griaule y los suyos regresaron en diversas ocasiones a Bandiagara y sobre todo a Sanga, en el borde mismo del farallón. Griaule murió y fue enterrado en Francia, pero en Sanga se realizaron en su honor grandes funerales rituales en los que, como se hace con la flecha cuando

28. Esta versión de las razones y de los períodos de la migración dogon a las montañas de Bandiagara se encuentra en J. Ki-Zerbo, *Storia dell'Africa nera. Un continente tra la preistoria e il futuro* (1972), Turín: Einaudi, 1977, p. 313.

el difunto ha sido un cazador, se rompió un lápiz, instrumento que, junto con el cuaderno de apuntes, le acompañaba indefectiblemente y constituía el símbolo de su curiosidad y de su trabajo de infinita paciencia. Dejaba una obra etnográfica imponente, una casa en Sanga, amigos dogon que habían aprendido a conocerle, temerle y respetarle, y una escuela de etnología en París que había adquirido fama en todo el mundo gracias al trabajo realizado en la meseta.

El más célebre de sus libros es sin duda *Dieu d'eau*. Relata su encuentro con el cazador Ogotemmeli, viejo y ciego, que quiere transmitir al blanco el conocimiento esotérico, clave para la lectura del mundo, desde la creación hasta los detalles de la existencia presente. En éste, pero también en otros libros suyos y de sus colaboradores, se describe un sistema complejo y articulado, coherente por muchísimas correspondencias y relaciones. De él sobresalen fragmentos de saber universal que coinciden extraordinariamente con los conocimientos de otras civilizaciones y, a veces, de una manera sorprendente, con los de la ciencia occidental. A mediados del siglo XX, Griaule y su escuela mostraron al mundo, en el corazón mismo de la «primitiva» África negra, una cultura que, ni en complejidad ni en coherencia, tenía nada que envidiar a la griega, principal matriz de la civilización mediterránea.

He aquí otras buenas razones que nos impulsaron a construir en la meseta el Centro de Medicina Tradicional. Entre otras cosas, el inmenso volumen de trabajos de la escuela francesa nos permitiría ahorrar tiempo y energías. Ya se habían descrito roles sociales, mitos, plantas, animales, partes del cuerpo y enfermedades, máscaras, fiestas y ritos, lengua y linajes; y, sobre todo, la compleja red de las correspondencias entre todas estas cosas. Por tanto, nuestro esfuerzo por comprender, evaluar, mejorar y organizar la red de curanderos de la meseta no partiría de cero. Gran parte del trabajo preliminar parecía realizado.

Pero las cosas no resultaron tan fáciles. Muchas veces, al

trabajar con campesinos, artesanos, comerciantes, pero también con curanderos y adivinos, al tratar de penetrar en su modo de concebir la salud, la enfermedad y la locura, no encontrábamos lo que se leía en los libros de los etnólogos, en los cuales los propios dogon no se reconocían; por el contrario, decían que tales libros daban la impresión de hablar de otros. Tal vez el conocimiento esotérico se hubiera perdido con el tiempo, tal vez fuera patrimonio de pocos elegidos o se limitara a la zona de Sanga, sobre el farallón. Tal vez fuera incapacidad nuestra para traspasar el nivel banal del discurso. ¿O tal vez la lectura de los etnólogos franceses fuera una lectura forzada de la realidad que nos tocaba observar?

Además, ¿era verdad que para los dogon la persona nace con dos sexos y que sólo la circuncisión o la ablación eliminan uno de ellos e introducen orden en el caos primigenio? ¿Era cierto que, según ellos, cada uno posee ocho «sombras» o «almas», de cuerpo y sexo, inteligentes y estúpidas, masculinas y femeninas? ¿Pensaban de verdad que en la clavícula se custodiaban los principios espirituales del hombre, representados por las ocho semillas de los cereales primordiales? ¿Y que en todos los seres vivos y todas las cosas vive una fuerza impersonal, inconsciente, fuerza que «no sólo es un fluido, ni ninguna otra materia en movimiento constante, sino la parte vibrante común a la luz, el agua, la palabra y la materia en general, que sólo es inmóvil en apariencia? ¿Es el movimiento mismo, por un lado, movimiento helicoidal interno de la materia y, por el otro, movimiento del cosmos en espiral cónica?[29]

Para nosotros no se trataba de cuestiones insignificantes. ¿Cómo intervenir en las prácticas y en los ritos de circuncisión y de ablación, tratando por lo menos de prevenir las frecuentes complicaciones de estas operaciones, si de verdad significaban la atribución del rol sexual y, por tanto, la

29. G. Dieterlen, «Correspondances cosmo-biologiques chez les soudanais», en *Journal de Psychologie Normale et Pathologique*, XLVII, 1950, 3, p. 356.

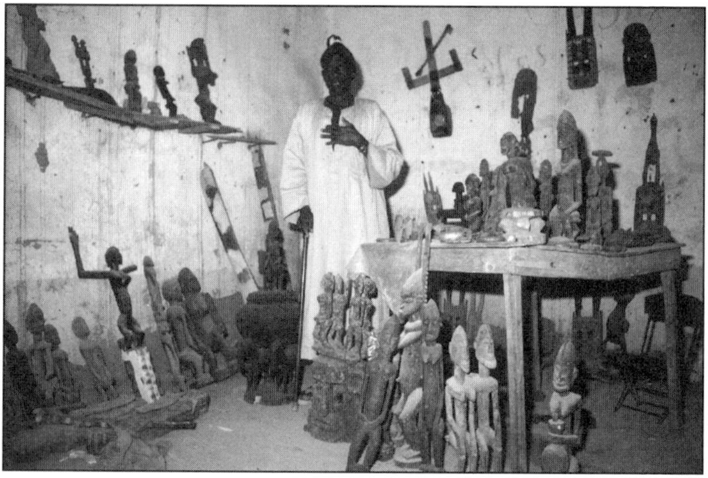

Anticuario

capacidad reproductora? Y cuando, debido a un susto o a una emoción intensa, *kinde-kindu mara boli*, «la sombra se va perdiendo» y dejando como loca a la persona, ¿cuál de las «almas» se ha perdido, y cómo puede el curandero provocar su regreso? Y cuando nuestro amigo Patrice, el arreglahuesos, curaba a quienes, al caer de un árbol o de la moto, se fracturaban la clavícula, ¿qué hacía en realidad? ¿Habría podido un enfermero hacer lo mismo?

¿Y qué otros secretos, creencias y correspondencias complicaban todavía el campo de la salud y la enfermedad donde tratábamos de intervenir nosotros, los italianos, y los malíes de formación médica? ¿Y cómo podríamos dialogar con pacientes y con curanderos sin conocer su sistema de referencia, ni el nombre que daban a las enfermedades, ni los modelos de interpretación, ni lo que pensaban de la naturaleza corpórea y espiritual del hombre y de sus relaciones con el mundo circundante?

De esta suerte, perdida la presunción de saber que nos venía de artículos y libros y, por otro lado, atormentados por la duda de no saber leer más allá de las apariencias, para aclarar nuestras dudas, fuimos a Sanga, el territorio donde medio siglo antes Griaule y los suyos habían realizado sus extraordinarios descubrimientos.

CLAVÍCULAS Y ALMAS

Llegamos a Sanga a la hora de comer y nos apeamos directamente en el *Campement*, donde, por la noche, festones de bombillas de color alimentadas por un generador alegran la cena de los turistas que de allí parten para las excursiones al farallón (de uno, tres, cinco o siete días). Allí se dirigen los guías, jóvenes dogon que hablan perfectamente francés, a menudo inglés y alguna que otra palabra de italiano o de castellano. Acompañan grupos de cuatro o cinco turistas por el despeñadero, por senderos y gargantas, escaleras de piedra y madera. Les muestran la aldeas dogon a mitad de la cuesta, las casas de los tellem y las grutas funerarias en lo alto, inalcanzables. Contemplan complacidos la maravilla que los sorprende en la curva del dique, cuando de repente se encuentran ante la gran pared de roca amarilla de kilómetros de longitud, habitada por pájaros y hombres. En lo alto, en la hendedura de la roca, las casas semiderruidas de los pigmeos de piel roja, los tellem, cazadores y recolectores, que los dogon habían expulsado, en busca de refugio sobre el farallón y en la meseta.

Luego los conducen por el valle hasta las aldeas cuya presencia se adivina desde arriba: olor a humo, golpes en el mortero, gritos de niños, llamadas de hombres, balidos, rebuznos, el canto de los gallos.

Los llevan a las casas de los jefes de aldea y los asisten en la compra de objetos de artesanía, falsos fetiches y antigüedades. Les cuentan las historias de los dogon que han aprendido leyendo los libros de los blancos: las correspondencias mágicas, el mito cosmogónico, el significado esotérico de los números, los nombres, los objetos cotidianos, hasta llegar al cesto de tallos de mijo, imagen y síntesis del cosmos. Responden divertidos al que pregunta si es verdad que sus antepasados conocían estrellas que sólo puede ver el telescopio, como dice un libro que algunos turistas han leído y que sostiene que los dogon deben sus conocimientos avanzados, que registraron los etnólogos franceses, a visitantes que llegaron del espacio exterior.[30]

Observan atentos la emoción de algunos ante las enfermedades, el dolor y la miseria, así como el horror de todos ante la crueldad y los ritos de sangre, parte de su cultura y su historia. Juzgan la debilidad, la avidez, la torpeza, la estupidez, la falta de tacto y de respeto de los visitantes que llegan de lejos, cuyos gestos, palabras y modo de andar remedan a veces entre risas, cuando todo se ha acabado. Piensan que los blancos son ricos y poderosos, inventores de la

30. *Cf.* R.K.G. Temple, *The Sirius mystery*, Londres: Sidgwick and Jackson, 1976.

escritura, la radio, los fusiles, los automóviles, las televisiones, los aviones. Tal vez no sean precisamente los que tienen delante, pero sí gente de su familia. Por tanto, en esto hay que aprender de ellos. Con un poco de suerte, alguno puede considerarte con buena voluntad y contarte o explicarte cosas. O bien dejar o enviar fotos u objetos; o incluso, antes o después, remitirte un billete de avión y hospedarte durante unos días en el país de las maravillas, el frío, el dinero, la soledad y las comodidades.

En el *Campement* nos sentamos a una mesa y pedimos la comida al *maître*, quien, de traje oscuro y pajarita y en un francés de París, presentó con gravedad el único menú, el mismo de todos los días. Mientras comíamos mandaría avisar al jefe de la aldea que habíamos llegado y que queríamos hablarle.

Anciano, pero aún en la plenitud de sus fuerzas, la barba blanca, el jefe de la aldea llegó cuando todavía estábamos a la mesa. Se unió a nosotros y pidió una cerveza Somalibo. De muchacho había sido guía de Griaule, con quien su padre, a la sazón jefe de aldea, había trabajado mucho tiempo.

Me dijo que acababa de regresar de Nueva York y Boston, donde había sido invitado por la Fundación Guggenheim junto con el hijo del *Hogon* de los aru, que nunca había ido ni siquiera a Bamako. Había dado conferencias sobre historia y cultura dogon y visitado galerías de arte, donde se exponían, y a veces se vendían, los más bellos fetiches, las más hermosas máscaras y estatuas, unos tellem y otros dogon, hallados o robados en las grutas, en los escondrijos, en las cámaras funerarias, en las casas y los templos del farallón y la meseta. Ya conocía Estados Unidos, pero mejor conocía París, adonde se trasladaba con frecuencia para continuar, junto con discípulos o colaboradores de Griaule, el interminable trabajo de interpretación y catalogación del material recogido en la meseta. Y Amsterdam, de donde venían los holandeses que hacía tiempo habían establecido sus bases en el farallón: arqueólogos, antropólogos, etnólogos, médicos.

Para el hijo del *Hogon* de los aru, en cambio, era la primera vez. En el avión había tenido miedo, aunque había logrado disimular. Ambos se impresionaron de la prisa de todos y de la velocidad de las cosas.

Organizaría para nosotros encuentros con sabios y curanderos. Nos acompañarían él y su hijo. No era cuestión de prever los ofrecimientos usuales; té, tabaco, nueces de cola. Podíamos dar dinero directamente; estaban acostumbrados. Había comprendido nuestro problema. Conocía bien el trabajo de Griaule y de su escuela. Todavía no habían terminado, estaban corrigiendo y rehaciendo algunas partes. Por otro lado, las informaciones de entonces y el mundo de hoy eran cosas muy distintas. Nos aconsejaba que siguiéramos nuestro camino, sin hacer demasiado caso del trabajo de los demás.

En las espléndidas aldeas al borde del despeñadero, en el aire fresco y limpio de noviembre en el que se destacan con nitidez los colores vivaces y las luces, encontramos adivinos, sabios y curanderos. En atenta presencia del jefe de la aldea y su hijo y con ayuda del maestro de la escuela de Bandiagara, que conocía la lengua de Sanga y era amigo de Ambakene, el adivino del zorro, tratamos de comprender. Tres días después, durante el viaje de regreso, discutíamos animadamente entre nosotros lo que habíamos sabido, comparando las impresiones, las emociones y las informaciones recogidas.

En cuanto a la clavícula, no parecía haber dificultades. No el hueso, sino la cavidad que se halla por encima del mismo, tiene particular valor simbólico en la cultura dogon. Cuando alguien regresa de un viaje se le mira allí. Si está muy excavada, si es muy profunda, la persona ha sufrido, no ha comido lo suficiente, puede estar enferma. Por eso se la denomina «el granero de la persona». Ante todo tiene su forma, cóncava; y si está vacía es porque la persona ha sido vaciada de toda fuerza y todo recurso. Por allí entra el cuchillo que busca el corazón; y las enfermedades que atacan el corazón y los pulmones. El hueso no tiene importancia particular, pero es el guardián, el defensor de la puerta de acceso a las vísceras, por encima de las costillas. Si se rompe, es difícil arreglarlo porque es difícil hacer coincidir los extremos.

Por tanto, hubo al parecer un equívoco, un error por parte de quien entonces había recogido las primeras informaciones, y el malentendido había dado lugar a confusión. La confusión a su vez se había llenado de interpretaciones, hipótesis, intentos de hacer coherentes y comprensibles informaciones distintas y contradictorias. Todo ello había cuajado en un discurso que ya no tenía casi relación con la realidad de la que había nacido. Muchos son los ejemplos, y a menudo grotescos, de equívocos en los que caen etnólogos y antropólogos, demasiado preocupados por encontrar confirmaciones de sus expectativas en la realidad que estudian, o por «descubrir» sea como sea culturas, o fragmentos de culturas, dignos de la imprenta. Pero, ¿había una realidad homogénea y coherente en un mundo en el que el saber es saber-hacer, nunca fijado por la escritura?

Nos había impresionado la concepción, compartida durante mucho tiempo por todos nuestros informadores, de una energía-fuerza impersonal, una especie de sistema de regulación transversal de las relaciones entre los diversos seres y objetos existentes, de control de la agresividad que el hombre dirige a otros hombres, plantas, animales y lugares.

Recordaba el *nyama*, esa fuerza que describieron los etnólogos franceses; pero no parecía necesariamente ubicua, aunque todos los seres animados y los objetos pudieran poseerla. Más que un elemento constitutivo de la persona, parecería pues una cualidad que se puede adquirir, que constituye la base misma de todo saber-hacer mágico, que se puede capturar y transmitir. Puede proteger o enfermar; regula las relaciones entre seres vivos y entre éstos y el mundo inanimado. Toda acción agresiva, destructora, debe tenerla en cuenta para no recibir de rebote su poder negativo. Bien lo saben los cazadores: hay animales, como el puerco espín, el tejón y una variedad de gacelas, que es imposible cazar sin particulares protecciones. Si uno trata de matarlos, su fuerza recae en el

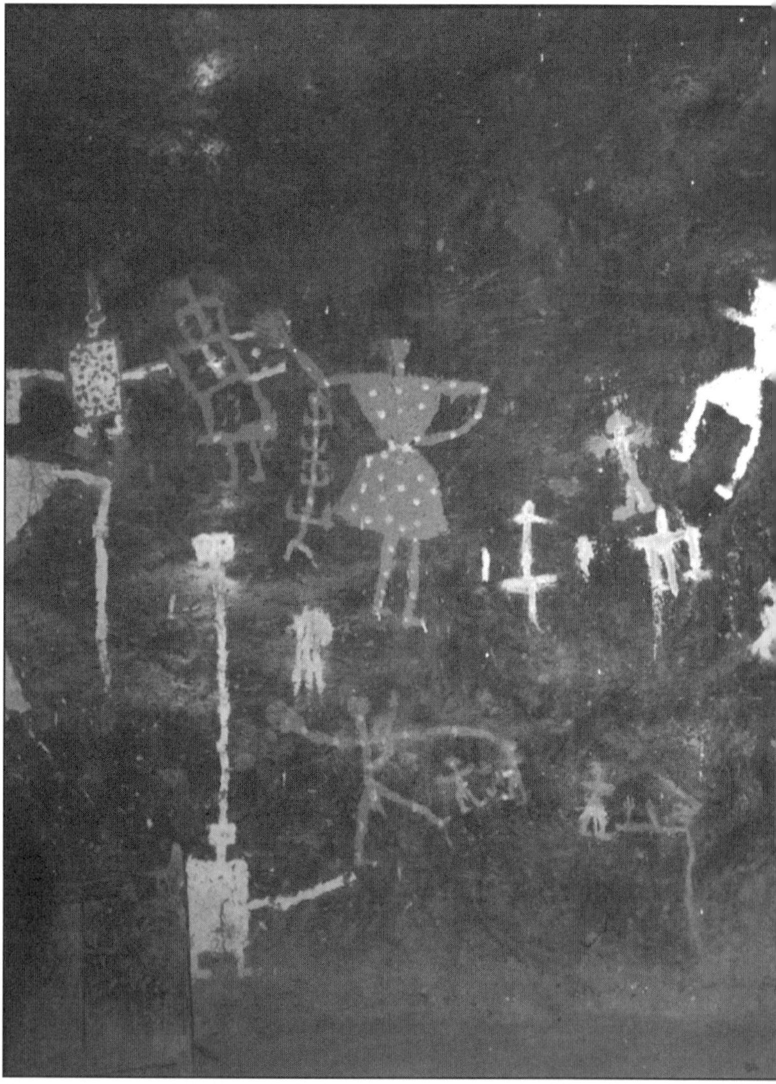

El refugio de las máscaras

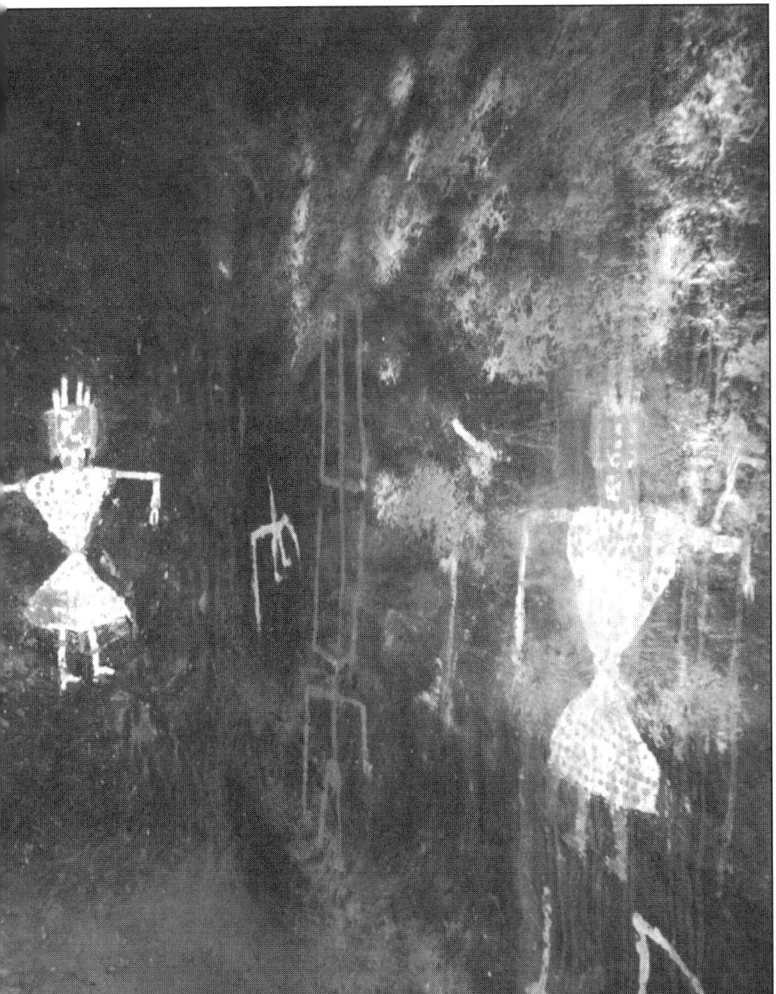

cazador, que puede caer abatido por ella y enfermar hasta morir. Pero también lo saben los curanderos, que deben usar precauciones al recoger ciertas plantas curativas. Y los carniceros, que en su trabajo deben protegerse de la muerte, sobre todo cuando degüellan toros negros. Y los campesinos, cuando desmontan el terreno sin cultivar.

Sagara Kasselem, por ejemplo, demostraba su *nyama* a la gente cuando se hacía machacar el mijo en el gran mortero que apoyaba sobre su cuerpo y salía ileso. Otros lo hacen lamiendo brasas ardientes o metiendo la mano en aceite hirviendo.

Todas las personas con las que hablamos, tanto en Sanga y en Bandiagara como en otros sitios, consideraban que la persona tiene sólo dos *kindé kindu*, «sombras», o «almas» según la traducción de los científicos europeos. Una corpórea, que se ve a la luz y nunca abandona el cuerpo, estúpida y rastrera; la otra, esencia espiritual de la persona, que sólo pueden ver los iniciados, los niños o los locos. Esta última puede dejar el cuerpo por breves momentos, con ocasión de miedos y emociones imprevistas, durante los sueños o en el trance; y, para siempre, poco antes de la muerte.

«*Kindé kindu*—nos había dicho un anciano cazador—está con la persona. Cuando la deja, se va hacia el este. Cuando la veo marcharse, le suplico, la llamo: "¿Qué ha sucedido? ¿Te has peleado con tu mujer, con tu familia? ¿Qué problema tienes?" Si *kindé kindu* acepta volver, voy de inmediato a buscar a los familiares de la persona y les digo: «Le habéis hecho esto y aquello, y quería morir; no debéis volver a comportaros así". Si no consigo convencer a *kindé kindu*, no digo nada a la familia. Porque cuando yo veo la *kindé kindu* de las personas, éstas están al borde de la muerte. Únicamente si son parientes míos les digo que no les quedan más que unos cuantos días de vida, para que puedan prepararse... Cuando se van, se van hacia el este. Su primera etapa es la aldea de Kelekele. La gente de la aldea lo sabe y deja siempre agua en los *canaris* para que *kindé kindu* pueda beber. Si los familiares realizan correctamente las ofrendas del ritual, *kindé kindu* proseguirá su viaje y finalmente podrá descansar a la sombra. Regresará luego en un niño que nace en la familia. El sexo del niño será el del difunto. Recibirá el nombre de la persona que en él se encarna. Por esto las personas tienen por lo menos dos nombres: el suyo y el del antepasado. En general, el nombre que predominará es el de la persona que en ella ha vuelto. De esta suerte, quien se ha marchado no ha muerto de verdad. Para saber el nombre de quien ha regresado buscamos signos en el niño, o se lo preguntamos a un adivino, por ejemplo, si el niño llora demasiado. El adivino dirá entonces el nombre de la persona que ha regresado en el niño e irá a la aldea donde fue enterrada para verter agua mientras dice: bebe tu agua. Después, el niño dejará de llorar».

Por tanto, *kindé kindu* parece un principio de continuidad longitudinal que sostiene el eje del linaje constitutivo de la personalidad de que habla Ibrahim Sow.[31] *Kindé kindu* puede dejar provisionalmente el cuerpo también durante el sueño. Entonces, los brujos, al acecho, pueden hacerle daño, envenenarla, incluso degollarla, con lo que producirán enfermedad y muerte en la persona; o encadenarla y no volver a hacerla entrar en el cuerpo, con lo que producirán enfermedad y locura. «Las personas malvadas cogen la *kindé kindu* de la gente y la degüellan: por la mañana la persona está muerta. Lo hacen durante la noche: son los brujos, *dugu-ne*. El brujo también puede poner a *kindé kindu* en el mortero y machacarla. Se degüella a *kindé kindu* como se degüella un pollo. Si la persona es más fuerte que el brujo puede resistir, y entonces sólo se presenta ante el brujo su propia *kindé kindu*, pero no puede degollarse a sí mismo...».[32] La noche es escenario de estas insidias, choques,

31. *Cf.* I. Sow, *Psychiatrie dynamique africaine*, París: Payot, 1977.

32. Para un análisis más profundo de las concepciones tradicionales dogon a propósito de la estructura física y psíquica del hombre, véase *Essai de psychopathologie dogon*, bajo la dirección de P. Coppo, CRM/PSMTM, Bandiagara, 1993.

operaciones fatales. La luz del día las revela en sus signos: la muerte, la enfermedad, el desequilibrio y la locura.

En cambio, ninguno de nosotros, en nuestras charlas con la gente de Sanga, encontró huellas del hermafroditismo interno que habría podido poner en tela de juicio la rígida distribución de los sexos, fundamento mismo del orden del universo. Tal vez la circuncisión y la ablación pudieran interpretarse más simplemente: la primera, como norma higiénica, y la segunda, como humillación inferida al sexo de la mujer en nombre del grupo, para someterlo al papel reproductivo. A todos les parecía inconcebible la confusión de sexos, ni siquiera en la intimidad de la persona. La homosexualidad era desconocida o rara, no como en las ciudades, donde la habían llevado los árabes y los blancos; y se la tenía por una enfermedad ridícula. Sin embargo, había estatuas antiguas que representaban figuras hermafroditas. Se hablaba de un hombre que al atardecer trataba de meterse en la cama de los jóvenes; se decía que en una aldea vivía una mujer que hablaba, vestía y trabajaba como un hombre, fumaba en pipa y se ponía furiosa si alguien la llamaba «mujer».

LA MUJER-HOMBRE

Una de las intérpretes del Centro, que la conocía, ya nos había contado la historia de la mujer-hombre.

«Hay personas que pueden hablar con la sombra de los muertos. Interrogan a las estatuillas, *deghé-deghé*. Se quedan con vosotros fuera de la habitación y desde dentro habla la voz de las sombras. Una vez los familiares fueron a interrogar a la sombra de un hombre desaparecido en la crecida del *Yamé*. La sombra respondió que había muerto ahogado y dijo dónde había escondido su dinero. Él ya no podía usarlo; que al menos, pues, lo usaran ellos. Los familiares lo encontraron donde la sombra dijo. Otra persona que habla con las sombras es una mujer casada que conozco, que tiene una hija de diecisiete años. Visitando espíritus y sombras, no pudo seguir haciendo de mujer ni soportar al hombre con el que se había casado. Quiso convertirse en hombre y comenzó a vestirse, trabajar y hablar como un hombre. Vivía con una familia en la que había una joven enferma. Decía que podía casarse con ella y curarla. Tan enferma estaba la mujer, que aceptó. Intentó curarla con hierbas y la ayuda de los enfermeros, pero sin éxito. Entonces la llevó a una aldea vecina, donde había un famoso curandero. Le dijo que su mujer tenía dolor de vientre y muchos problemas. Le preparó remedios, se los dio y le prohibió acercarse a la mujer por quince días. Pero la tercera noche, la mujer-hombre entró en la habitación de la enferma y le dijo que se había casado con ella y que la necesitaba. Trató de tener relaciones sexuales y la enferma gritó. Así que el curandero vino a verla. La enferma estaba herida, perdía sangre por debajo, no podía sostenerse en pie. Entonces el curandero llamó a los gendarmes, que cogieron a la mujer-hombre y la metieron en la cárcel. Cuando la desnudaron para fotografiarla se dieron cuenta de que era una mujer. Llevaba en la cintura, atado al cinturón, un falo de madera tallada, como los *ana mondyiu na*».

Los *ana mondyiu na* son los depositarios del rito de la «madre de toda fealdad». Se recurre a su secta para responder al desorden introducido en los roles sexuales, y por tanto reproductivos, por la mujeres estériles o que no menstrúan, o que abortan repetidamente. Un poco como en los eclipses de luna se responde con el rito *oduno ya*, «el mundo al revés»: la gente se viste con trapos, machaca en el mortero agua, que no mijo, mientras el *Hogon* de los aru se pone al revés la gorra, símbolo del universo. Los *ana mondyiu na* sacrifican ante un altar animales que ofrece la mujer estéril y se exhiben en la plaza del mercado en comportamientos grotescos y absurdos: invierten el orden de los saludos, responden lo contrario de lo que la gente espera, encienden antorchas en pleno día, se pasan por detrás recipientes de cerveza en los que ponen, o dicen poner, excrementos de perros, con lo que contaminan la bebida social por excelencia. Se visten y bailan de modo grotesco, exhibiendo en el cinturón un falo de madera tallada, que sus mujeres han untado con aceite de *sa* o *karité*, símbolo de fecundidad masculina y femenina, con el que a veces penetran a la mujer estéril. Cantan canciones obscenas, como ésta:

Mujer hermana
karembé karedugubé kerembabé
se lo he hecho allá abajo.
El pequeño y duro recipiente
hasta el fondo en la cosa de la madre de Adé.
He visto en lo alto
un orificio abierto abajo,
he visto abajo
un mechón de pelo en lo alto.
Mujer hermana, ¡ho ho ho ha!
El pene tiene la boca torcida,
si encuentra la entrada de la vagina
sonríe, sonríe.[33]

La mujer estéril que se ha sometido al ritual se convierte en *ana mondyiu na* también ella, así como el primer hijo que le nace. La mujer-hombre había nacido de una mujer estéril que se había sometido al ritual. Era el primer fruto de la «madre de toda fealdad».

El orden que la cultura trata de imponer al universo se rige también, pues, por la representación ritualizada de su contrario. ¿Podía ser éste el sentido de las antiguas estatuas de los hermafroditas, aparentemente incomprensibles para nuestros informadores de hoy?

El médico del Centro se me une mientras, sentado sobre el muro exterior de la casa, contemplo la puesta de sol detrás de las montañas de Deguimberé. Por el sendero que

33. El canto de los *ana mondyiu na* ha sido recogido y traducido por Ibrahim Kassambara.

serpentea a lo largo del *Yamé* vuelven a la ciudad campesinos con hachas y azadas y mujeres con el fardo de leña seca en equilibrio sobre la cabeza, el recién nacido en el *pagne* atado a la espalda y los niños mayorcitos detrás, medio caminando, medio corriendo. Todos caminan rápidamente intercambiándose saludos. De los huertos, a lo largo del torrente, llegan llamadas, junto con los cantos de los pájaros.

El médico ha venido a hablarme de Amidu. El muchacho está mejor, esta mañana fue posible tomar las muestras para el laboratorio. Acepta beber y come incluso la crema de mijo. Siempre tiene fiebre al atardecer. Responde con monosílabos. Sobre la arena del suelo traza escritos coránicos con el índice: los padres están satisfechos del giro que va presentando la situación. Pero está adormecido, razón por la cual el médico ha decidido reducir la dosis de fármacos. También ha venido para saludarme, sabe que me voy mañana. Se sorprende de que no se haga la fiesta de despedida, como es costumbre en el país. Sólo los ladrones y los malhechores se van de incógnito.

«Cuando llegué aquí—le explico—no hubo ninguna clase de fiesta. Un viejo curandero de la meseta y los ancianos de su aldea me acogieron y confiaron en mí. ¡Cuántas cosas han sucedido desde entonces! Estoy contento de los días y los años que he pasado trabajando con vosotros, aquí, en la ciudad. Os debo mucho y entre nosotros nunca ha ocurrido nada malo. A pesar de que no han faltado discusiones y conflictos, que sin embargo hemos superado siempre juntos, enfrentándolos con franqueza. Estoy agradecido a este lugar y a la gente que he conocido aquí. Sin embargo, quisiera marcharme como llegué, sin ceremonias. Además, no es una partida, sino una ausencia momentánea. Aquí queda mi casa».

Sonríe, despidiéndose; y nos damos cita para mañana, en el Centro, cuando vaya a saludar a amigos y colaboradores.

Dentro de poco oscurecerá; y me tumbaré por última vez bajo el mosquitero, escuchando los rumores de la noche mientras espero el sueño.

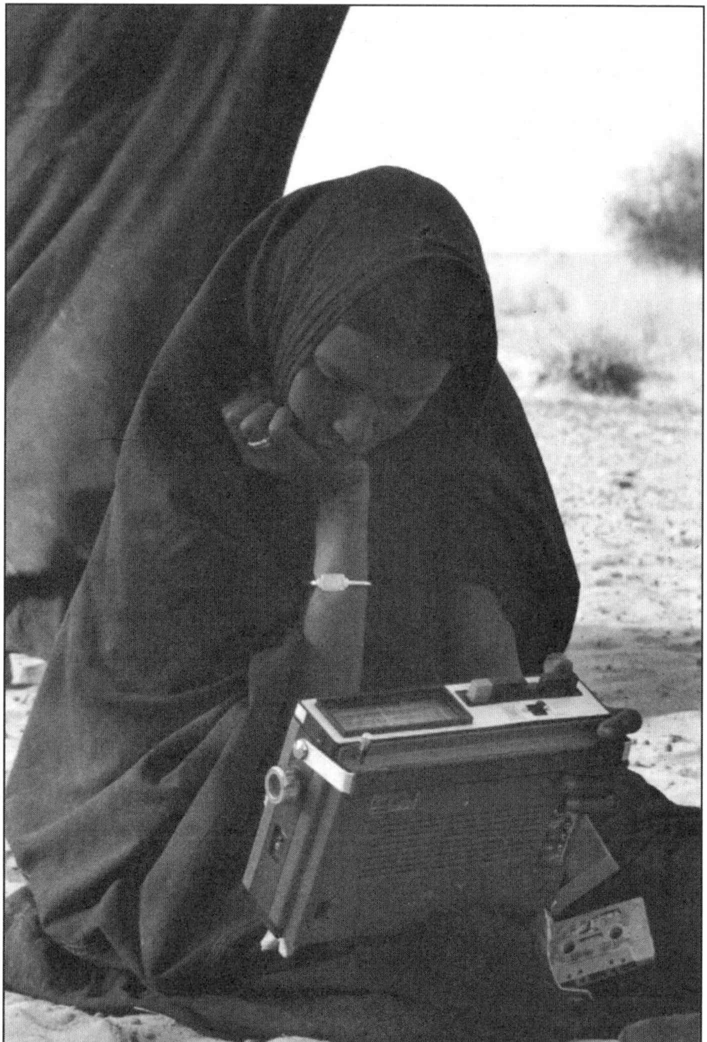

Una joven tamasheq, de la facción de los Imrad

8.

Inquietudes

1990

Tras algún canto y rebuzno aislados, gallos y burros llenan el silencio de la noche con un coro *in crescendo* que luego, lentamente, se extingue. Antes, grupos de perros vagabundos habían ladrado y gruñido no lejos de allí, hacia el *Yamé*. Poco después se inicia el rumor rítmico de las manos de los morteros: las mujeres se han levantado para comenzar el trabajo de todos los días.

Todavía está oscuro. Desde la cama protegida por el mosquitero, bajo el techo de bambú y esteras, cubierto de enredaderas nacidas de las enormes judías blancas, escucho atentamente. Como todas las mañanas, el amanecer es precedido por una breve brisa que anima hojas y ramas. Luego, cuando el cielo aclara al este, los cuervos pasan a poca altura, graznando, hacia la ciudad; en sentido opuesto, y a mayor altura, pasan hacia el *Yamé* grupos de aves de color blanco y rosado, cuello y patas largas: los picabueyes. Me levanto, y por encima del muro de detrás de la casa, más allá de la ciudad y de los grandes perfiles de los *balanzan*, veo salir el sol que enciende cielo y tierra. Partiré por la tarde y me detendré a dormir al pie del farallón. Mañana por la mañana a esta hora estaré camino de regreso, a través de Burkina Faso, Níger, Argelia y Túnez. Más largo que de costumbre, dado que la pista directa que lleva al norte es impracticable por razones de seguridad.

A pesar de que en el pasado hubo en Mali momentos de

tensión, huelgas y revueltas de estudiantes, a veces incluso violentas, nunca he visto en este país una inquietud semejante. Dos meses antes había puesto en el almacén de detrás de la casa un barril con doscientos litros de gasolina, garantía para una posible fuga hacia Burkina, a pocos kilómetros hacia el sur. Había retomado contactos regulares por radio con la base de la Cooperación Italiana en Bamako, contactos abandonados desde que había empezado a funcionar el teléfono, más cómodo y discreto. Pedía continuamente noticias de los viajeros que, ya vinieran del norte, ya del sur, culminaban una etapa en Bandiagara.

En Bamako, entre los estudiantes y funcionarios (enseñantes, empleados, técnicos) crecía la oposición al régimen del presidente, el general Mussa Traoré, que llevaba casi veinte años en el cargo. Las difíciles condiciones económicas del país, los recortes del gasto público (y, por tanto, también en Educación y Sanidad, ya arruinadas) y el conjunto de medidas impuestas por el Fondo Monetario Internacional y el Banco Mundial, la corrupción extendida y evidente, impulsaban a los estudiantes a protestar por la situación de la escuela y la inexistencia de salidas laborales, y a los funcionarios por los salarios bajos que, para colmo, se pagaban con retraso de meses. Entretanto, la riqueza de pocos, pero cuyo origen todos conocían, resultaba cada vez más evidente en la ciudad, donde todos los días circulaban más coches de lujo, se inauguraban restaurantes para ricos (donde una comida costaba el equivalente del salario mensual de un obrero) y se construían chalés cerrados como fortines que, detrás de inescrutables vidrieras bronceadas, dejaban adivinar lujos y comodidades de todo tipo.

La crisis de los regímenes del este, bajo la tutela de un partido único, parecía demostrar que el cambio era posible y que se podía esperar conquistar el derecho a la palabra desde abajo. Por primera vez se abría esta perspectiva en un país que, tras la independencia recibida de Francia, había pasado de un régimen a otro con un golpe de Estado que, no obstante interpretar el malestar de una parte del país, se había desarrollado en los cuarteles y los palacios del poder. Por primer vez, rompiendo el monopolio de la palabra escrita, habían aparecido periódicos que en poco tiempo se habían difundido en todo Mali, leídos con avidez por los estudiantes, los funcionarios, los soldados, los empleados de aduana, los policías. Por primera vez la prensa daba cuerpo y realidad a lo que muchos sabían y decían a escondidas. En esas páginas se denunciaba la corrupción, con referencia a episodios y nombres hasta llegar casi a rozar el palacio presidencial; y conocidas personalidades firmaban llamamientos a la apertura del debate, la multiplicidad de voces, el multipartidismo. Mali ha crecido, decían, y reivindicaban el derecho a la palabra que corresponde a los hombres adultos. De esta suerte, la protesta había cuajado alrededor de la reivindicación de la «democracia», que se identificaba con el multipartidismo y que en esas condiciones parecía el paso preliminar necesario para cualquier evolución social. Además, lo sostenían los países occidentales.

Al mismo tiempo que en las grandes ciudades el régimen se hallaba inmerso en el enfrentamiento con estudiantes y funcionarios, en el norte había estallado la cuestión tuareg.

Por lo que se oía contar, todo había comenzado cuando, al ser desmovilizados, unos batallones tuareg que habían combatido a favor de Libia en el antiguo Sahara español y en Chad fueron desmobilizados y se llevaron consigo las armas. De regreso en Níger, con la garantía de que contarían con ayuda francesa para reinsertarse en la vida civil, encontraron en venta en el mercado tiendas y equipamientos a ellos destinados, así como vacíos los depósitos de víveres con los que contaban. Las quejas dirigidas a los administradores fueron completamente infructuosas y de esa suerte se produjeron episodios de protesta violenta que provocaron una durísima y cruenta represión por parte del ejército. Un grupo se había refugiado en Mali; y se había hecho prisioneros a algunos de ellos. Un día, al amanecer, una veintena de hombres armados con fusiles ametralladores entró en la

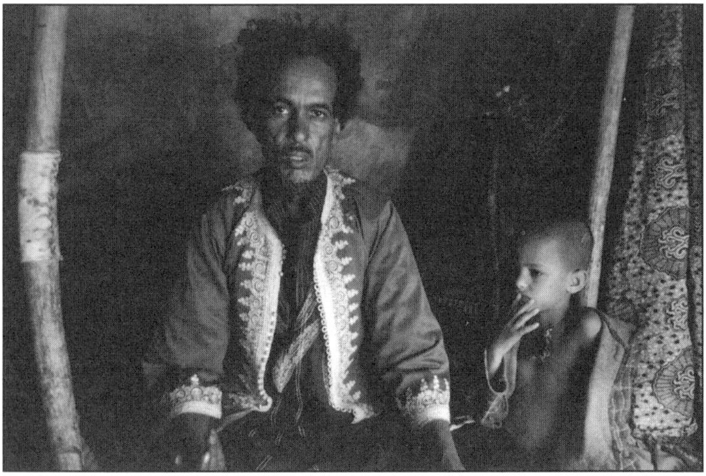

Uanane Uld Sidi Mohamed, morabito nómada

ciudad de Menaka, al este de Gao, cabecera de la fracción guerrillera de los Uillimiden, ya diezmada por la sequía de 1985. Mataron al prefecto, al que degollaron en la plaza; y con él a su mujer y a dos gendarmes. Liberaron a los prisioneros y recorrieron las calles disparando ráfagas, lo que obligó a la gente a esconderse. Al conductor de un Land Rover del Instituto de Investigación en Salud Pública de Bamako, que se negaba a entregar las llaves del vehículo, lo aplastaron bajo las ruedas de éste tras dispararle; el médico que le acompañaba fue herido de gravedad. Destruyeron todos los receptores-transmisores de radio y saquearon la sede de una agencia norteamericana de cooperación. Abrieron todos los almacenes de arroz del Estado y lo distribuyeron entre los habitantes. Hacia las once de la mañana se retiraron a una duna frente a la ciudad. Bebieron el té con la gente y explicaron quiénes eran y qué querían. Habían llegado veinte en dos coches y se marcharon cincuenta, llevándose cuatro vehículos todoterreno pertenecientes a los programas de cooperación.

Había comenzado una guerra cruenta, de la que se sabía poco, pero que sin duda, de la misma manera que había ocurrido en Níger, no dejaba al margen a los civiles: hombres jóvenes, pero también mujeres, algunas embarazadas, y niños. En Tahua, Níger, un sacerdote había hecho llegar a Amnistía Internacional el nombre de doscientos jóvenes pastores asesinados; y un viajero francés contaba que, en la plaza de Gao, Mali, había asistido al fusilamiento de doce muchachos, al que se había invitado a asistir a toda la población. A uno, que había provocado al pelotón con su afirmación de que estaba protegido por bendiciones y amuletos y que, en consecuencia, era invencible, le pasaron por encima con una oruga y lo despedazaron; luego, la gente se llevó pedazos de carne para hacer talismanes y *gris-gris*. Recuerdo todavía la cara de una amiga que había asistido al fusilamiento. Mientras lo contaba presentaba el aspecto atónito de quien ha tenido experiencia real de algo que hasta ese momento creía imposible.

En poco tiempo, las regiones del Norte habían sido cerradas y aisladas por el ejército. Por la noche, en el camino que venía de Bamako se encontraban columnas de novísimos camiones DAF de tracción en las cuatro ruedas, cargados de tropas. Viajaban hacia el norte; durante el día, ocultos entre la vegetación, permanecían junto al camino. Los vehículos de europeos que se internaban en el desierto hacia Argelia eran flanqueados por Toyotas con hombres armados y detenidos. A los pasajeros se los acompañaba hasta unas decenas de kilómetros de la primera aldea y los hombres armados, tras excusarse y explicar los motivos de su guerra, desaparecían con los vehículos y todo su contenido.

Junto a la pista hacia el norte se encontraron, decapitados y con la cabeza sobre el vientre, los cadáveres de un médico francés, su mujer y su hijo de dieciocho años. El hombre trabajaba en la Costa de Marfil y regresaba de Francia. El ejército sostenía que habían sido los rebeldes, pero otros rumores aseguraban que el muchacho había ido a la prisión de Gao a ver a un amigo de su edad, un muchacho tuareg encarcelado; que éste le había contado qué sucedía con él y su gente; que la población civil era rehén de las facciones combatientes y que pagaba el precio por ello. Parece que le habló de torturas, violaciones, asesinatos de todo lo que tuviera piel clara y se pusiera al alcance de los vehículos militares cuando llegaban a los campamentos, incluidos los muchachitos que siempre, cuando oían el rumor de un motor, se escondían detrás de las escasas matas. Y de lo que hacían a las mujeres fértiles, para poner fin en ellas y en sus hombres al orgullo de la raza de los nobles de piel clara. Se decía que más tarde, cuando la familia francesa se marchó de Gao por la pista que atraviesa el desierto hacia Argelia y Francia, fue seguida a distancia por un coche de los militares.

Por tanto, la pista del norte estaba cerrada. No sabía yo si volvería a ver alguna vez a Uanane, el curandero mauritano de Anefis, que se desplazaba por el desierto con sus dos tiendas habitadas de locos, lisiados y epilépticos, a los que trataba de curar. La última vez, hace unos años, le había encontrado tras un viaje de investigación en un claro entre las acacias espinosas. De su tienda de morabito, de color, el viento se había llevado hojas de papel, pequeñas y grandes, y con ellas había trazado una estela sinuosa entre las dunas de arena. Estaba ordenando el contenido de sus cajas de hierro y tirando todo lo que ya no servía: cartas y facturas, escritos en árabe e indicaciones sobre el uso de medicinas. Había soñado su fin y el fin del mundo, momento en que, según él, el hombre se encontraría desnudo. No fin *del* mundo, sino de *este* mundo, de la cultura que hasta hoy lo ha recubierto. No sabía yo si volvería a verlo alguna vez, a él, a su familia y a los otros amigos a lo largo del camino hacia el norte.

UN UMBRAL A SUPERAR

Las cajas de hierro están cerradas. Dentro hay sobre todo hojas, libros y cintas. Ya están cargados en el coche el barril de gasolina, la caja con las piezas de recambio, la caja térmica con la comida y los recipientes para el agua. Sobre el techo, en la tienda cerrada, sacos de dormir y mantas: en esta estación, las noches en el desierto son frías. En la casa quedan, encadenados, los baúles con la sábanas y la vajilla. Los muebles de madera, uno encima de otro, cubiertos con sábanas, han sido rociados de veneno para termitas y topos. El hombre que dos veces por día lleva en una carretilla agua para las plantas y la casa tiene su salario para varios meses y sabe lo que tiene que hacer. En cuatro años, nunca ha faltado un día. Y ha visto crecer los árboles que ahora dan sombra en el jardín, albergan pájaros y con sus flores amarillas y rojas atraen mariposas e insectos. No tengo ninguna duda de que continuará con su trabajo hasta que empiecen las próximas lluvias.

Entretanto, otros irán a habitar la casa y a continuar el trabajo del Centro. Mientras cierro las puertas una por una, pienso en los encuentros y en las discusiones de estos años,

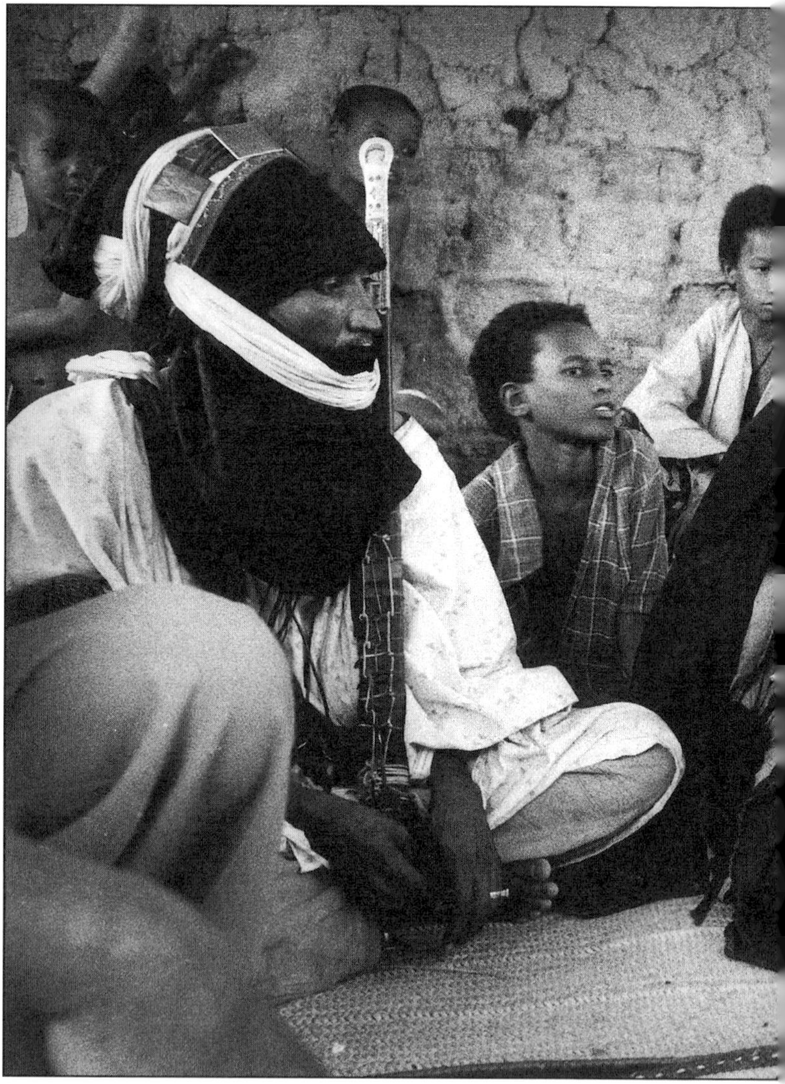

Tuaregs Uillimiden en una sesión de meloterapia

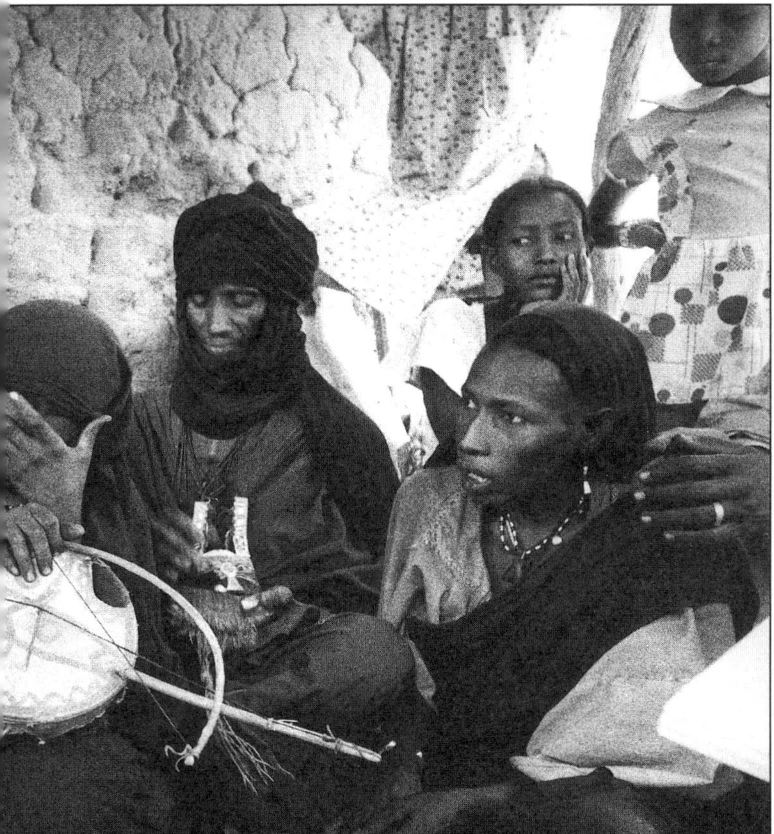

de los que este lugar y el Centro han sido testigos. Y en la soledad que experimenté aquí por primera vez a fondo, cuando, al caer la tarde, llevaba la silla bajo el árbol del jardín, la ponía siempre en el mismo sitio y contemplaba cómo se oscurecía el cielo a la espera de que llegase pronto la noche y con ella el sueño.

Al ir al Centro para el último día de trabajo, dejo abierta la puerta de la habitación donde Allaye, el hijo de Kasselem, suele depositar su equipaje y dormir cuando viene a Bandiagara. Me han dicho que se ha marchado de la aldea y que pasará por aquí, camino de la llanura. Va a confeccionar amuletos para los soldados que se trasladan al norte, amuletos que protegen de las balas y los cuchillos de los rebeldes del desierto. Le pediré una adivinación. La última vez que leyó las conchas para mí, hace cuatro años, parecía que todo tipo de dificultades impedirían el trabajo en el Centro. Durante mucho tiempo y con paciencia había echado e interpretado los caurís, y con preguntas y afirmaciones había construido un discurso, previsto soluciones y mostrado vías de salida. Al fin de la larga sesión, me había prescrito un sacrificio.

A partir de entonces habían sucedido muchas cosas, fuera y dentro de mí. No había encontrado respuestas sencillas a los interrogantes que me habían llevado a la meseta. Cada vez que creía conocer la respuesta se abría otro nivel, más profundo, por explorar. Parecía un proceso sin fin. Imposible reducir aquel mundo a algo ya conocido, transparente, sin sombras, como parecía desde allí el mundo del que había partido, dominado por la Razón y bien iluminado por la Ciencia, que no lo explicaba todo, ciertamente, pero que, con el tiempo, podría hacerlo. Y mientras me esforzaba por conocer aquel mundo con los instrumentos que poseía, algo cambiaba dentro de mí con el tiempo, con las visitas a lugares y personas, con la escucha de historias, con la experiencia de la soledad vivida a fondo. Era como si a veces cambiara la percepción del mundo circundante, como si del paisaje se destacasen cosas y acontecimientos que antes parecían confundirse con el fondo y que de golpe se conectaban entre sí, tejiendo un sentido que no necesitaba pensamientos ni palabras.

Con la misma intensidad con que, ante ciertos dibujos y caleidociclos de Escher o el *Rostro paranoico* de Dalí, la percepción se invierte y detrás de la primera representación se desvela otra distinta y hasta entonces oculta pero, a partir de entonces, igualmente evidente, una repentina inversión de la lectura transformaba el paisaje ordinario, hecho de elementos separados y yuxtapuestos, en un mundo nuevo, entero, conexo y en movimiento, cambiante como la superficie del agua en que los adivinos buscan lo ignoto. La reorganización de los elementos del paisaje, con su riqueza de significados y recuerdos, lo transformaba, o, mejor dicho, le infundía un nuevo sentido.

Entonces los gestos y las decisiones nacían del fondo y se justificaban a sí mismas. El miedo y los problemas de disolvían con la misma facilidad con que surgían, a menudo a través de operaciones simbólicas espontáneas que en un contexto colectivo se hubieran fijado muy pronto en ritos. De la misma manera se iluminaban coincidencias de acontecimientos que parecían trazar caminos ricos en destino, fuertes en sí mismos, que bastaba con seguir abandonándose al flujo de una vida mayor, de la que yo formaba parte y que no podía comprender, sino únicamente sentir.

A veces, por la noche, tenía sueños inquietantes, no a causa de sus historias o de sus imágenes, sino de las sensaciones, tanto las que experimentaba en el cuerpo como en mi entorno; me despertaban dejándome en suspenso, a veces asustado. Acaso era la puerta de acceso al corazón de aquel mundo, una puerta que no habría querido, o que no podía, atravesar. También por esto, en el fondo, no me desagradaba partir. El final de mi trabajo, decidido tanto tiempo antes, venía a coincidir con la inquietud por lo que poco a poco había ido madurando y que ahora ocurría en el país y en mi interior.

Era hora de volver.

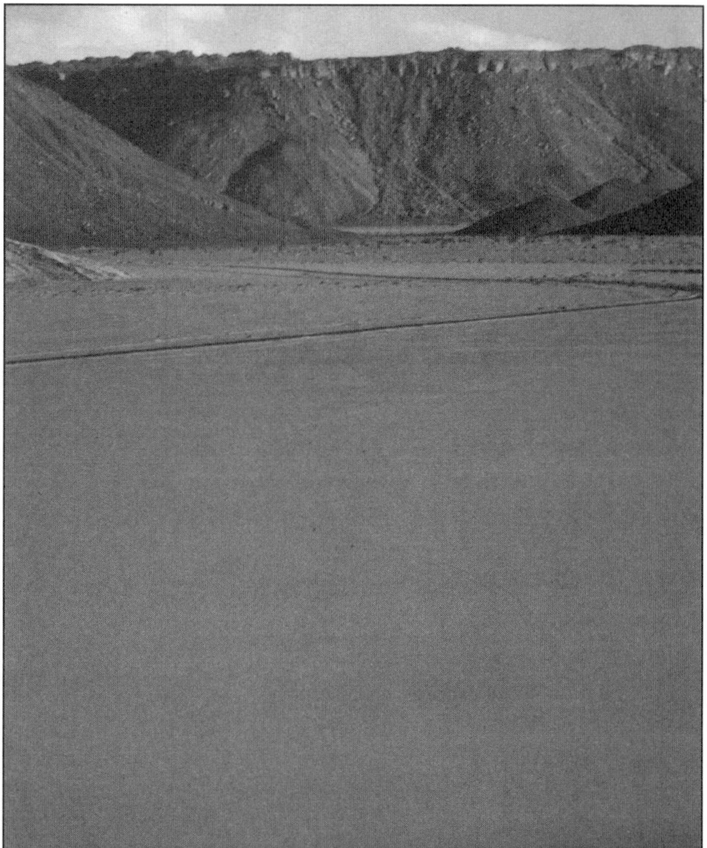

El vehículo del equipo

Epílogo o adivinación

Mientras afuera, con cierta nerviosidad, Patrice, el arreglahuesos, da vueltas alrededor del coche cargado de equipajes e intercambia en voz baja unas palabras con Bologo, la mujer que cocina, lava la ropa y limpia, Allaye, con las piernas abiertas y estiradas, permanece sentado en la estera, junto a la cama. De la bolsa de piel lustrada por el uso saca y dispone a su derecha dos estatuillas de madera oscura y un amuleto de pelos, hilos, cuernos y tela, todo unido y atado con una cadenilla de latón. Entre las piernas pone la escudilla de terracota llena de agua y las conchas blancas: algunas pequeñas, otras más grandes, una marcada con un anillo de cobre.

En voz baja recita las fórmulas del ritual; de vez en cuando escupe sobre las conchas con la punta de los labios, luego las recoge y las pone en el agua de la escudilla. Las saca y las sostiene en la cavidad que forman las manos unidas, ante la cara, como absorto en la lectura de una plegaria. Cierra las manos y las sacude; después las abre y se las lleva a la frente. Por último lanza las conchas al suelo. Las observa con atención mientras habla en voz baja la lengua sagrada; de vez en cuando señala una de ellas con el dedo y recoge la otra, mientras un ligero temblor le sacude la cabeza y la espalda. Reúne las conchas y repite los gestos; en la frente queda el signo oval de arena que el viento ha depositado en la estera y que las conchas han recogido. Ahora señala con el dedo tres conchas parcialmente superpuestas y sacude la cabeza.

¿Estaré yo en condiciones, pregunta, de engullir su palabra? ¿Sabré mantener el secreto? ¿Incluso ante la mujer que me acompaña? Levanta la vista de las conchas y me mira directamente a los ojos. Tiene la mirada abierta y dulce, pero al mismo tiempo seria y profunda, del padre Kasselem.

—Sí—le digo, no sin esfuerzo.

Reúne las conchas, las recoge, sacude las manos, se las lleva a la frente y las lanza una vez más sobre la estera.

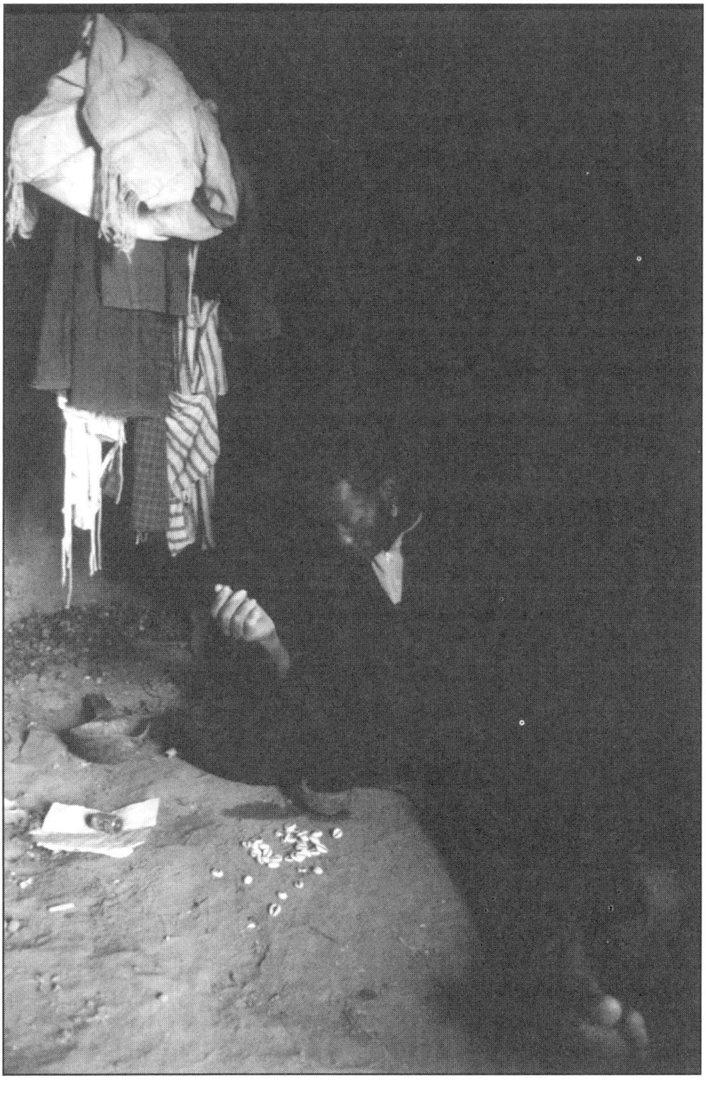

Allaye Sagara practicando la adivinación mediante *cauris*

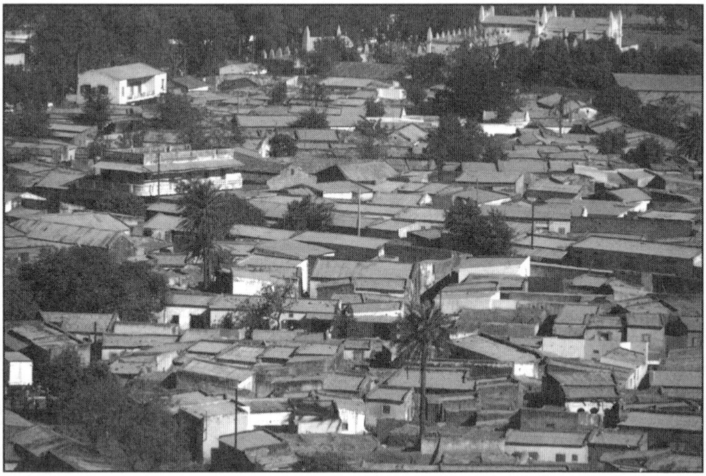

Vista de la ciudad de Bamako; al fondo, el mercado, construcción colonial de arquitectura sudanesa

APÉNDICE

Revueltas

I

En diciembre de 1990 el gobierno establece un impuesto fijo para los pequeños comerciantes de Bamako que vendan cualquier tipo de mercancía en la calle, impuesto que nadie paga. El intento de desalojarlos por la fuerza provoca el 1 de enero de 1991 una manifestación de protesta en el curso de la cual se destruyen semáforos, carteles de la vía pública y bienes comunales, a la vez que se saquean algunas farmacias estatales. El partido único organiza entonces una contramanifestación de apoyo al presidente que concluye en la Casa del Pueblo, donde, en un discurso en *bambara*, el presidente acusa a los malíes de ser manipulados: «si se ve recto un trozo de intestino de pollo, es porque tiene dentro un bastón». Amenaza con «hacer caer el infierno sobre la cabeza» de este pueblo que ya no tiene honor, y en particular de las asociaciones de estudiantes e intelectuales que piden la dimisión del presidente y la instauración del multipartidismo, presentan reivindicaciones sectoriales, económicas y estructurales y denuncian la corrupción del régimen.

El 20 de enero, fiesta del ejército, la oposición organiza una manifestación de solidaridad con las fuerzas armadas que enseguida choca con la policía, la gendarmería, los militares, todos vestidos de gris-verde, armados y apoyados por un tanque de asalto. Las organizaciones estudiantiles y de oposición dan orden de disolverse y retirarse, pero ya no controlan a los manifestantes. A los estudiantes y los intelectuales se han unido «elementos incontrolados»: desocupados, aprendices, obreros, pequeños comerciantes ambulantes. Con algodón empapado de mentol en las narices relanzan las granadas lacrimógenas antes de que exploten, levantan barricadas e incendian negocios y coches. Los choques terminan al atardecer. El 22 por la mañana, los manifestantes, en grupos pequeños, se reúnen espontáneamente en el estadio. Son dispersados y la manifestación se convierte en escaramuzas. Se saquean las sedes de las sociedades cuyas conexiones con la presidencia son conocidas, así como negocios y restaurantes de libaneses que habían apoyado la contramanifestación a favor del presidente. El periódico del régimen acusa a los «elementos incontrolados» y trata de aislarlos de estudiantes e intelectuales y así romper la solidaridad—naciente y en proceso de afianzamiento—en el terreno del enfrentamiento. Son arrestados doscientos treinta y un manifestantes: a los estudiantes, ciento noventa y siete, se los deja en libertad y se los entrega a sus padres. Los treinta y cuatro denunciados, según *Essor*, el periódico oficial, eran «tres desocupados, dos repartidores en motocicleta, dos carpinteros, dos aprendices de conductores, dos limpiabotas, dos soldadores, dos carniceros, dos campesinos, dos peones de albañil, un empleado de gasolinera, un botellero, un aprendiz de albañil, un herrero, un *décompteur*, un empleado de comercio, un técnico de radio e incluso dos amas de casa».[34]

El gobierno cierra las escuelas para que estos «lugares de agrupación humana organizada [...] no sirvan de trampolín para los fines inconfesables de determinados individuos».[35] La negociación entre gobierno y oposición está bloqueada: el partido se niega a hablar de multipartidismo antes del congreso, los días 28, 29 y 30 de marzo. La oposición rechaza el congreso y pide la convocatoria de una conferencia nacional. El 18 de febrero se reabren las escuelas. El 21 de marzo se declaran repentinamente en huelga los panade-

34. «Essor», 4 de febrero de 1991. 35. Ibíd., 25 de enero de 1991.

ros contra los impuestos de la harina. Se difunden rumores de próximos cierres de las gasolineras, que provocan atascos y colas. Se abren paso manifestaciones estudiantiles en la provincia, que son duramente reprimidas. En Sikasso, un estudiante resulta muerto a manos del ejército. El 22 de marzo la asociación de estudiantes organiza una manifestación contra la negativa del gobierno a satisfacer sus reivindicaciones. En algunos barrios los manifestantes, armados con hondas y cócteles molotov, levantan barricadas, devastan locales públicos y privados, casas de dignatarios, negocios de alimentación y restaurantes de libaneses, incendian coches y gasolineras. En las calles principales hay puestos de retención que obligan a los automovilistas a entregar la gasolina de los depósitos para los cócteles molotov y a gritar «¡Abajo el presidente!».

El ejército interviene disparando granadas lacrimógenas, balas y granadas de combate. Los manifestantes atacan y destruyen el Instituto de los Ciegos, pretexto para obtener financiación de asociaciones caritativas que luego terminan en las cuentas corrientes suizas de la mujer del presidente. Queda una pintada sobre el muro exterior: «Los ciegos de Bamako quieren ver claro». Cuando los manifestantes buscan refugio en las casas, los soldados entran a aprehenderlos y los matan si tratan de escapar; oficialmente hay treinta y nueve muertos y muchísimos heridos. La noticia de la matanza se difunde en Bamako y la gente, incrédula, va al depósito judicial de cadáveres para comprobar. Durante los funerales, que tienen lugar al día siguiente, una anciana se desnuda e impreca contra el presidente: la maldición máxima.

El sábado 23 de marzo los estudiantes salen de la escuela sin nada previsto ni organizado. Se reúnen en el barrio de Badalabugu, al otro lado del río, y se dirigen al centro para pedir la liberación de los prisioneros y la dimisión del presidente. Se unen a ellos mujeres, madres con sus hijos pequeños: quieren subir la colina de Koluba hasta la residencia presidencial para preguntar al presidente «si no tiene hijos», puesto que masacra de esa manera a los hijos de los demás. En el puente, el cortejo choca con el ejército, que empieza a disparar. Caen muchos jóvenes, niños y mujeres ya en el puente, en el río y después a lo largo de toda la avenida Lumumba, en los patios de las casas donde buscan refugio, agarrados a las verjas del edificio del Banco Mundial, cerradas tras los primeros disparos. Entre los soldados, hombres de gris-verde, sin armas, pero cubiertos de amuletos: algunos de ellos figuraban entre los más famosos curanderos y fetichistas del país y se los había convocado en defensa del poder.

A las once se anuncia por radio un discurso del presidente, que se va aplazando de hora en hora. La gente aguarda una señal de apertura del diálogo; pero a las seis de la tarde el presidente amenaza con una represión todavía más dura y anuncia el toque de queda. Los enfrentamientos continúan hasta el crepúsculo: se habla de cuatrocientos muertos. El director de cine mali Souleymane Cissé filma en las calles y en los hospitales unos documentos escalofriantes que luego recorrerán el país, provocando tumultos y saqueos de edificios públicos por todas partes.

Por la mañana se reinician los enfrentamientos. Las mujeres van a los sindicatos obreros, que hasta ese momento habían permanecido ajenos a las manifestaciones, y les dicen: «Si no sois capaces de llevar los pantalones, no tenéis más que decirlo». En Kati, la gente arranca las vías del ferrocarril para impedir que lleguen a Bamako los trenes con armas y municiones. El presidente graba para la televisión un discurso, una autodefensa apasionada, con acusaciones a los «manipuladores que han venido del extranjero». Pide a los padres que controlen a los estudiantes, que están excediendo todos los límites: «el ternero no conoce al león, pero su madre sí que lo conoce». El discurso no se transmite por la negativa de los técnicos de la Radio Televisión Mali, presionados por algunos oficiales del ejército.

El 24 la Televisión Francesa, comentando los hechos de Bamako, critica por primera vez abiertamente el régimen y a su presidente.

El 25 se declara una huelga general de tres días y los sindicatos se adhieren al movimiento. Proponen una manifestación ante la residencia del presidente, que no se autoriza. Las calles vuelven a manos de los estudiantes y de «elementos incontrolados». Prosiguen los saqueos y los enfrentamientos; sesenta manifestantes son encerrados por el ejército en los grandes almacenes Sahel Vert, que en ese momento estaban saqueando, y quemados desde las ventanas con lanzallamas.

El presidente ordena bombardear uno de los barrios periféricos de la capital. Un grupo de oficiales se niega a ejecutar la orden y por la noche, encabezado por el teniente coronel Amadu Tumani Turé, llamado «ATT», arresta al presidente y a su mujer. A medida que circula la noticia, la gente baja a la calle para festejar. El ministro de Educación, sorprendido en un Mercedes cuando se dirigía con un amigo a casa de unos conocidos, con la cara cubierta con un turbante, es perseguido a muerte. A la mañana siguiente, a mediodía, todavía ardía su cuerpo desnudo. Alrededor, trozos de cartón y madera arrojados allí para evitar que el fuego se apagara. Tras dos días de batalla con los guardias y muchos muertos, mil cuatrocientos cuarenta y siete presos de la cárcel central se apoderan de las llaves y se escapan, no sin antes incendiar los archivos.

El amanecer del día 26 ve en acción a los primeros grupos de saqueadores. Los primeros objetivos son los almacenes de víveres, negocios, casas y exponentes del partido. La gente «pensaba que había llegado el fin del mundo» y trataba de llevarse todo lo posible a casa. Se ve a personas que caminan llevando a cuestas sacos de arroz, puertas y muebles. Se venden por la calle ordenadores a 2.000 pesetas. Se saquea la sede del Banco Central de la Cooperación Económica, organismo francés de financiación de los proyectos de cooperación y desarrollo, y se destruyen los archivos. También en provincias se inician saqueos. En Segu desaparecen dos mil toneladas de arroz de la reserva nacional de seguridad: nueve personas, hombres y mujeres, mueren aplastadas bajo los sacos que trataban de llevarse.

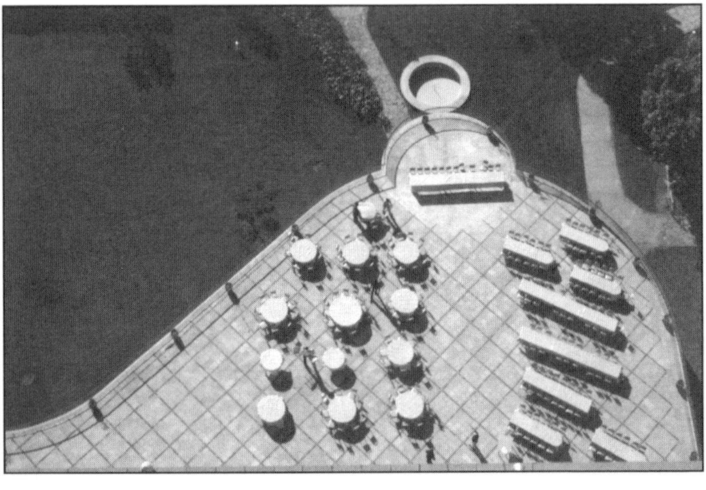

El maître da instrucciones a los camareros, antes del almuerzo,
en la terraza del Hotel de l'Amitié

Se constituye una comisión de coordinación presidida por el secretario general de la Unión de Trabajadores. Lo primero que hace es organizar una reunión informativa y envía un pregonero público a que pida puerta por puerta el cese de los saqueos y la restitución de los objetos robados. A pocos kilómetros de Bamako es destruida la hacienda del ex presidente y saqueado el depósito de objetos personales de su mujer. Un periodista, que llega una vez concluido el saqueo, encuentra en el suelo «alfombras orientales, vajillas, sanitarios, cocinas, neveras, sillones, bicicletas para niños, acondicionadores de aire, mesas, etcétera. También hay toneladas de papeles (facturas, recortes de diarios, revistas femeninas como *Elle, Modes et Travaux, Amina*) que los saqueadores ignoraron olímpicamente».[36] En las habitaciones del presidente, el periodista encuentra muchos libros sobre la obra y la vida de Charles de Gaulle y una estatua del general. Los edificios se destruyen e incendian, excepto las cámaras frigoríficas y la central telefónica automática que permite conexiones directas con todo el mundo.

La noche del 26 de marzo los jóvenes del barrio de Badalan queman vivo a Mafa, jefe de una banda de atracadores que se había fugado de la cárcel, cuando le sorprenden maltratando a la madre de alguien que le había denunciado. Es la primera víctima de la «autodefensa» a cargo de jóvenes de los barrios que se organizan contra ladrones y atracadores, aplicando el «artículo 320»: trescientos francos por un litro de gasolina y veinte por una caja de fósforos. El mismo día se reabren *night clubs* y bares, cerrados por ley durante el ramadán. «Ahora, en la euforia del momento... beberemos con moderación para demostrar nuestra buena voluntad», afirma al periodista un cliente de un bar del centro.[37]

A principios de marzo es difícil calcular la cantidad de ladrones, o supuestos ladrones, quemados vivos por la mul-

36. Ibíd., 4 de abril de 1991. 37. Ibíd., 29 de marzo de 1991.

titud. Los periódicos, la radio y la televisión tratan de frenar los linchamientos: «Injusticia sumaria. Ya hemos deplorado en estas columnas que la justicia popular que se está enseñoreando de nuestra capital adopte formas extremas que ningún ciudadano razonable podría aceptar, y menos aún alentar. Un nuevo ejemplo se dio ayer frente al Ministerio de Justicia. Eran casi las 14.30 cuando tres delincuentes la tomaron con un motociclista tratando de robarle una suma de 40.000 francos de dinero contante y sonante. Los viandantes, advertidos por la víctima, acudieron. Dos malhechores huyeron, pero uno tuvo la osadía de enfrentarse a la multitud, que se ensañó con él a pedradas y bastonazos. Luego le echaron gasolina y le prendieron fuego. El infeliz, ardiendo, se ocultó en una alcantarilla. Enconada, la gente le ahogó con humo antes de que llegara la policía».[38]

Mientras tanto, en muchos barrios se señalaban lugares donde se podían depositar objetos y bienes cogidos en los saqueos. Sobre todo por la noche, se acumulan montones de cables eléctricos, neumáticos, motocicletas, teléfonos, alambres, extintores, carretillas, televisores, neveras. Muchas motocicletas son devueltas sin motor, faros ni manillar.

Lentamente, el país vuelve a la normalidad, mientras el nuevo presidente fija un calendario para la transición a la democracia: referéndum sobre la Constitución, elecciones municipales, legislativas y presidenciales. Después se retirará y dejará espacio al gobierno civil. En el frente septentrional, «ATT» trata de contener la impaciencia del ejército que presiona por la «solución final» del problema tuareg. No obstante, siguen llegando noticias de vandalismos y masacres: en Léré, en represalia por un ataque de rebeldes a Gundam, fusilan en la plaza unos cuarenta jóvenes civiles. Se envenenan los pozos de agua de las pistas frecuentadas por los pastores; continúan las violaciones y las torturas. La

38. Ibíd., 3 de marzo de 1991.

cuestión del Norte se convierte en el primer y difícil banco de pruebas para la democracia mali.

En Bamako se inician las obras de reconstrucción, gracias también al apoyo y financiación de las cooperaciones internacionales, que se distribuyen áreas de intervención y tareas. Lo primero que se reconstruye son las comisarías de policía, con financiación de la Cooperación Francesa.

II

En abril, una prestigiosa revista de antropología que se edita en Estados Unidos publica un artículo de uno de los holandeses que trabajaban en el farallón.[39] Se analiza y se compara el trabajo de Marcel Griaule y sus colaboradores con los resultados de las investigaciones más recientes. El autor concluye que detrás del discurso explícito de la gente de la meseta no hay *una* sabiduría esotérica, sistema coherente de interpretación del mundo. Al analizar las condiciones de trabajo de Griaule y los suyos, deja claro que la amabilidad interesada de los informadores y las expectativas y proyecciones de los antropólogos contribuyeron a la creación de un mito: el de los dogon, de su cosmogonía, de una cultura que, para desvelar su naturaleza más íntima, debía ser «penetrada». En otras palabras, la aventura de Griaule en la meseta no habría concluido con el descubrimiento de una cultura africana desconocida hasta entonces, sino más bien con la construcción, ya sea por obra de los blancos, ya de los intérpretes e informadores locales, mucho más activos y partícipes de lo que los estudiosos pensaron, de un mito compuesto en el cual las invenciones y registros de la realidad coexistían confusamente con fragmentos de mitos europeos y africanos de los que unos y otros eran portadores.

39. Cf. W. E. A. Van Beek, «A Field Evaluation of the Work of Marcel Griaule», en *Current Anthropology*, XXXII, 1991, 2, pp. 139-67.

III

Las lluvias que comenzaron en junio en la meseta han cesado. Los campesinos ya han sembrado dos veces en vano. La situación se torna preocupante. En agosto circula en Bandiagara el rumor de que esto se debe a que en el Centro de Medicina Tradicional los italianos tenían cautivo a un manatí, *wadya pigere*, el pez-mamífero que vive en las aguas profundas, encarnación del *Nommo*. Lo tenían encerrado para matarlo en los laboratorios y mirarlo por dentro. Grupos de hombres y mujeres fueron a mi casa y pidieron al guardián que les permitiera inspeccionarla. Una multitud mayor se dirigió luego al Centro de Medicina Tradicional, que había cerrado el portón y las verjas. Tras largas negociaciones se admitió que entrara una delegación encabezada por el prefecto y en la que figuraban el jefe de la aldea y los miembros del Consejo de Ancianos. Inspeccionaron todos los locales, los laboratorios y el depósito del agua. Se fueron satisfechos. Unos días después la radio anunció que un manatí había quedado atrapado en las turbinas de la central eléctrica vecina.

Luego volvieron las lluvias. La estación se había normalizado, y no se habló más del asunto.

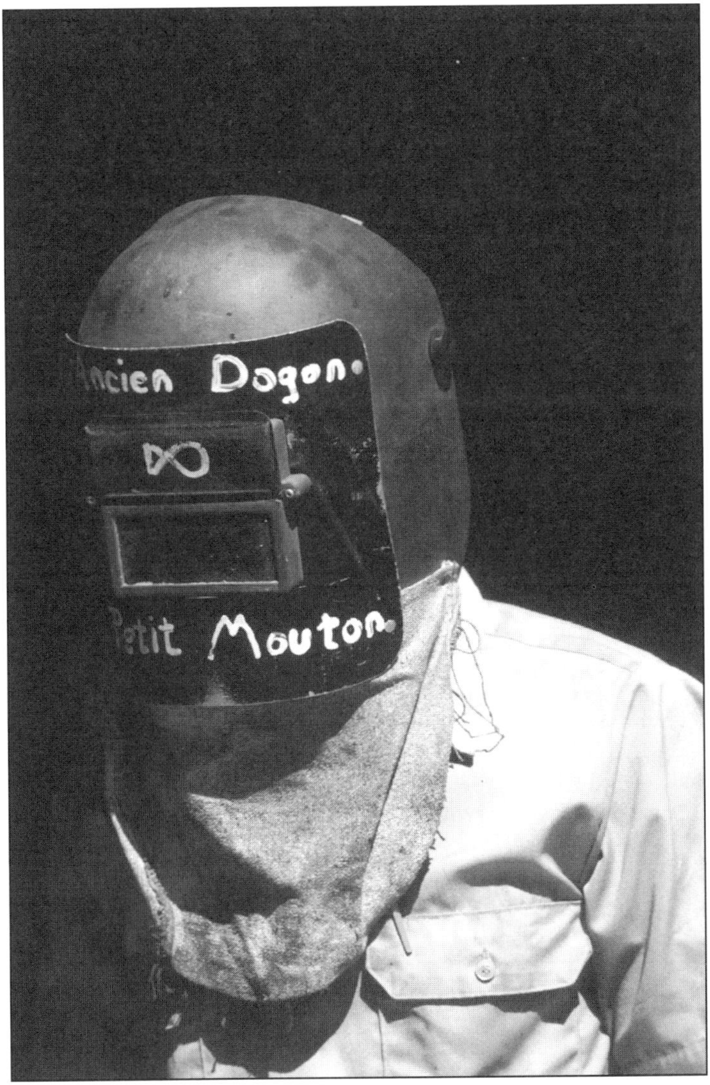

Soldador en un taller mecánico

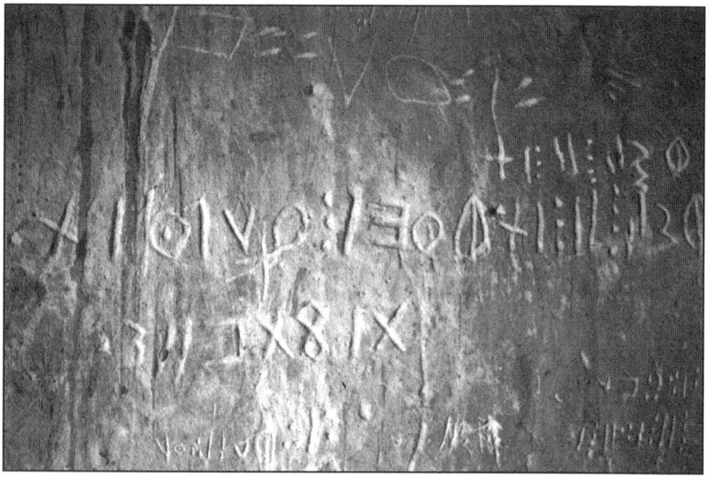

Altorrelieve en alfabeto tifinagh, en el muro de una casa

Glosario

Amma, o *Amba*: en el mito dogon, el Dios supremo, creador del universo.

Ancient combattant: en todo el África francófona se llama así a los que en la última guerra sirvieron en el ejército francés. Ya ancianos, gozan de particular reputación en las aldeas, ya sea por sus experiencias en otros países, ya sea porque hablan, leen y escriben un poco de francés.

Balanzan: acacia albida, gran árbol de la sabana, característico por la inversión del ciclo vegetativo respecto de las otras plantas. Durante la estación de las lluvias, al aproximarse los temporales, sus ramas desnudas presentan matices plateados.

Bambara o *bamanan*: designa al mismo tiempo la etnia dominante en Mali y la lengua nacional.

Banco: mezcla de arcilla, paja y estiércol bovino. Amasada con agua, se le dan formas de madera para producir ladrillos para casas y muros exteriores, que luego se recubren con una delgada capa del mismo material, extendida a mano. De esta manera se han realizado construcciones a veces imponentes y a menudo de gran valor artístico.

Baraka: véase *Morabito.*

Bobo: pueblo de agricultores de la zona fronteriza entre Mali y Burkina Faso, hacia las ciudades de San y Tominian.

Bozo: etnia de pescadores que viven a lo largo del río Níger, en el delta interior. Pescan con redes grandes, nasas, sedal y palangre.

Bubu: vestimenta tradicional en todo el África occidental, constituida por grandes pantalones, camisa y una larga túnica, a menudo finamente recamada.

Burnus: capa tradicional norteafricana, de lana y con capucha.

Calebasse: designa el recipiente que se obtiene vaciando la mitad de una calabaza y que se usa comúnmente para beber.

Canaris: recipientes de terracota, para conservar agua o cocer alimentos.

Canton: en la administración francesa, distrito, provincia.

Cauri: pequeñas conchas blancas, ya usadas como moneda en África occidental, que se emplean hoy como decoración o para la adivinación.

Cheik o *Chieku* o *al-Hajj*: título honorífico religioso al que tienen derecho los musulmanes que han ido al menos una vez en peregrinación a La Meca y han tocado la piedra de la purificación.

Cora: instrumento musical de cuerda, cuya caja de resonancia es una mitad de calabaza vacía y cubierta de piel. Es el instrumento de los que cuentan historias cantando, los *griots*, de todo Mali. Su sonido recuerda un poco al del arpa.

Deghé-deghé: espíritu, genio. Se llama también así a las estatuillas a través de las cuales hablan los difuntos.

Diède: viento; ya sea el real, físico, ya el que se supone que puede atacar a las personas y enfermarlas, volverlas casi «locas».

Djon-djongonon: djon, en *donno-so*, el dialecto de Bandiagara, significa remedio. El término designa a quienes suministran remedios, esto es, los curanderos.

Dogon: aquellos a quienes se da la palabra, *dogo* (en el sentido más amplio de lenguaje, cultura). Como se ha dicho, *dogo so salukoboñ*, «la palabra dogon es como una red» que teje los nexos que constituyen el mundo relacional de la persona.

Donno: entre los dogon, los que hablan *donno-so*, o sea, los dogones de Bandiagara y alrededores. Una decena de dialectos divide la meseta y el farallón en áreas lingüísticas diferenciadas.

Duduruni: en *bamanan*, «veinticinco francos». De esta manera, con el precio de un viaje, suele denominarse a los taxis rurales, en general Peugeot 404 Bachet, adaptados para el transporte de pasajeros con bancos de madera.

Ghinnadj: espíritus del bosque, no necesariamente maléficos, pero que pueden desequilibrar a los seres humanos.

Gozu numo: literalmente, «cuerpo caliente». Indica en general un estado febril.

Griots: los que cuentan historias cantando. Hombres y mujeres de casta cantaban tradicionalmente alabanzas a los poderosos y sus hazañas, por lo que eran recompensados. En general no se los considera discretos ni veraces.

Gris-gris: amuletos, talismanes, mascotas. De formas y materiales diversos, los fabrican los guardianes de fetiches y los morabitos. En general son saquitos de piel o brazales que contienen pequeñas hojas escritas, polvos de diverso origen o pequeños objetos sagrados.

Hogon: jefe religioso, a menudo el más anciano del grupo. Ejerce la custodia del altar del Lebé, que es el antepasado más remoto al que se refiere el mito dogon, enterrado en la tierra del Mandé y resucitado en forma de serpiente.

Kinde kindu: sombra, doble, componente no físico de la persona. *Kinde kindu mara boli*, «sombra perdida, que se ha marchado», se dice cuando un susto, una emoción o una noticia inesperada dejan atónito a alguien. En general, pero no necesariamente, más tarde la persona recupera el equilibrio.

Kondjo: cerveza que se obtiene de la fermentación del mijo: de baja graduación alcohólica, la preparan las mujeres la vigilia de los días de mercado.

Kundu: mamífero similar a la marmota, que vive en grupos en las anfractuosidades de las paredes rocosas. Se lo caza por su preciada carne.

Morabito: del términio árabe *murabit*, acuartelado, que designaba originariamente a los combatientes de la guerra santa. Hoy se usa corrientemente para designar a los hombres de religión dotados de particulares virtudes (*baraka*) benéficas o maléficas.

Nommo: en el mito dogon, la pareja primigenia de gemelos, presente en cualquier agua.

Nyama: en *donno-so yama*, suerte de fuerza impersonal que poseen hombres, animales y objetos y que los protege de agresiones externas.

Pagne: paño de color que las mujeres se envuelven a la cintura o con el cual sostienen a la espalda el niño pequeño.

Peul, fulbé o *fulani, fulbé*: pueblo de pastores nómadas, de origen camítico, extendido en todo África subsahariana, de Senegal a Sudán.

Sa: planta que produce frutos de los que se extrae aceite.

Seytane: espíritus malignos y poderosos del bosque, pero también de los espacios habitados. Se los considera causa de las formas más graves de locura.

Songhay o *sonraï*: pueblo de agricultores de la llanura. Constituyen la población sedentaria mayoritaria de las regiones septentrionales de Mali.

Tibu sugu: literalmente, «piedra caer». Término que se usa para identificar los síndromes convulsivos que conllevan pérdida de conciencia y caída.

Tirailleurs: del francés *tirer ailleurs*, disparar en otro sitio. Soldados africanos reclutados como fusileros en el ejército francés y enviados a combatir en otros países.

Toguna: casa de las palabras, lugar de encuentro de los hombres. Un techo bajo de haces de tallos de mijo sostenido por piedras u horquillas de madera tallada le da frescor e impide incorporarse de golpe durante las discusiones, lo que obliga a una mayor moderación y paciencia. Todo barrio tiene una.

Wadia pigere: manatí, mamífero acuático. Los griegos creían que sus lamentos distraían a los navegantes y los hacían naufragar, de donde el nombre. En el mito dogon encarna el *Nommo*. Todavía viven algunos ejemplares en el río Níger y en ciertos momentos del año suben por sus afluentes.

Wéẹ ogulu belèm: literalmente, «locura tierra inculta seres». Desequilibrio de origen sobrenatural, debido a entidades invisibles del bosque. Es término menos estigmatizador que *keke*, «locura», que indica una ruptura ya consumada con la comunidad humana.

Yamé: curso de agua de carácter torrencial. Atraviesa la meseta, pasa por Bandiagara y desemboca en el Níger.

La aldea de Bodio (1981)

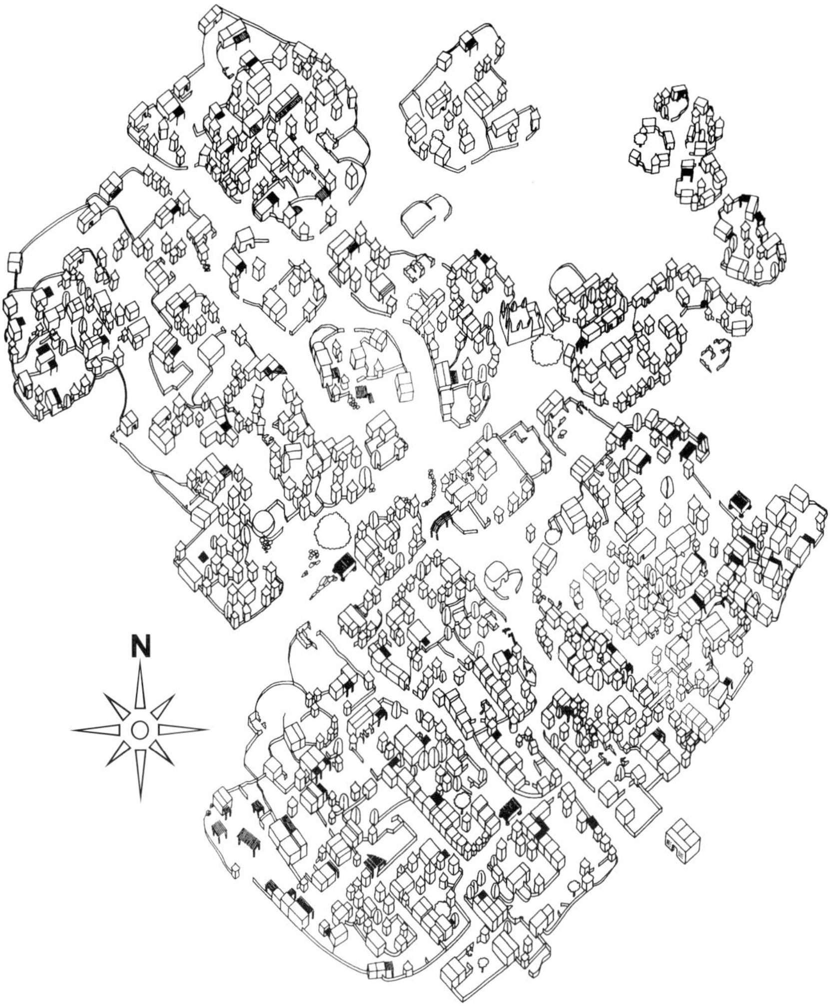

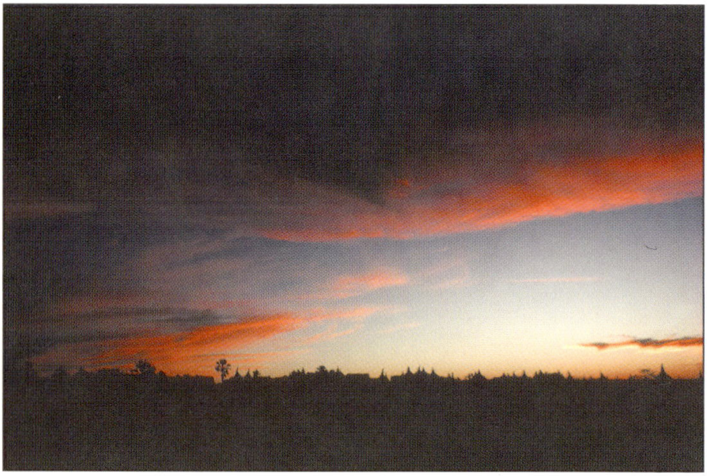

Al atardecer

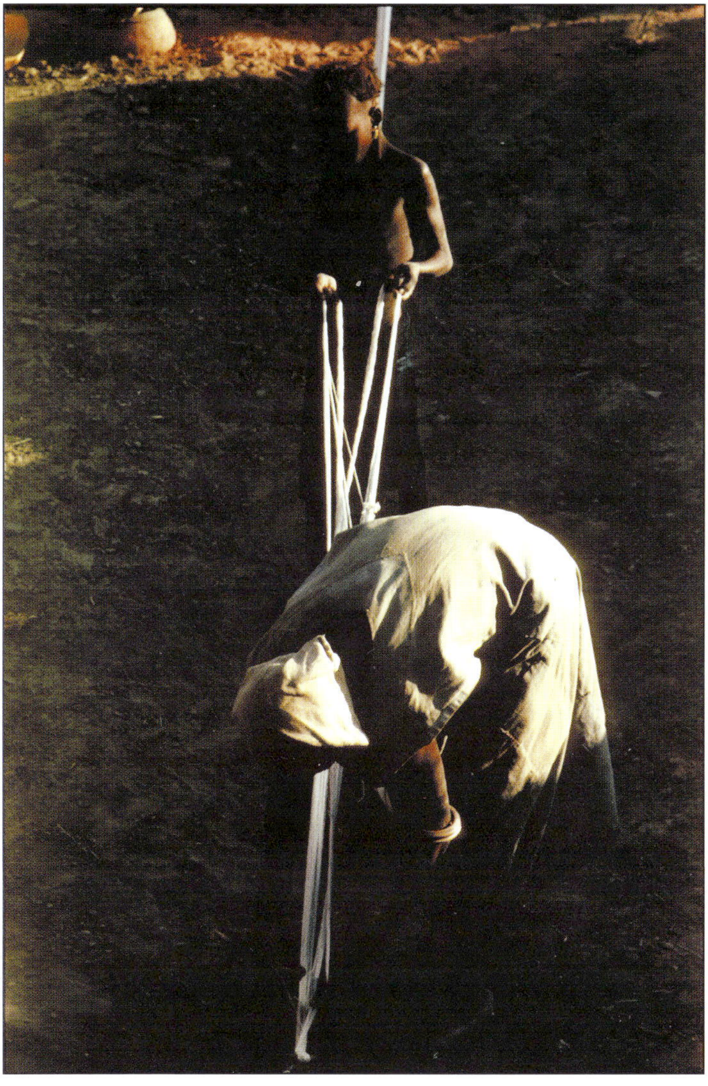

Tejedor

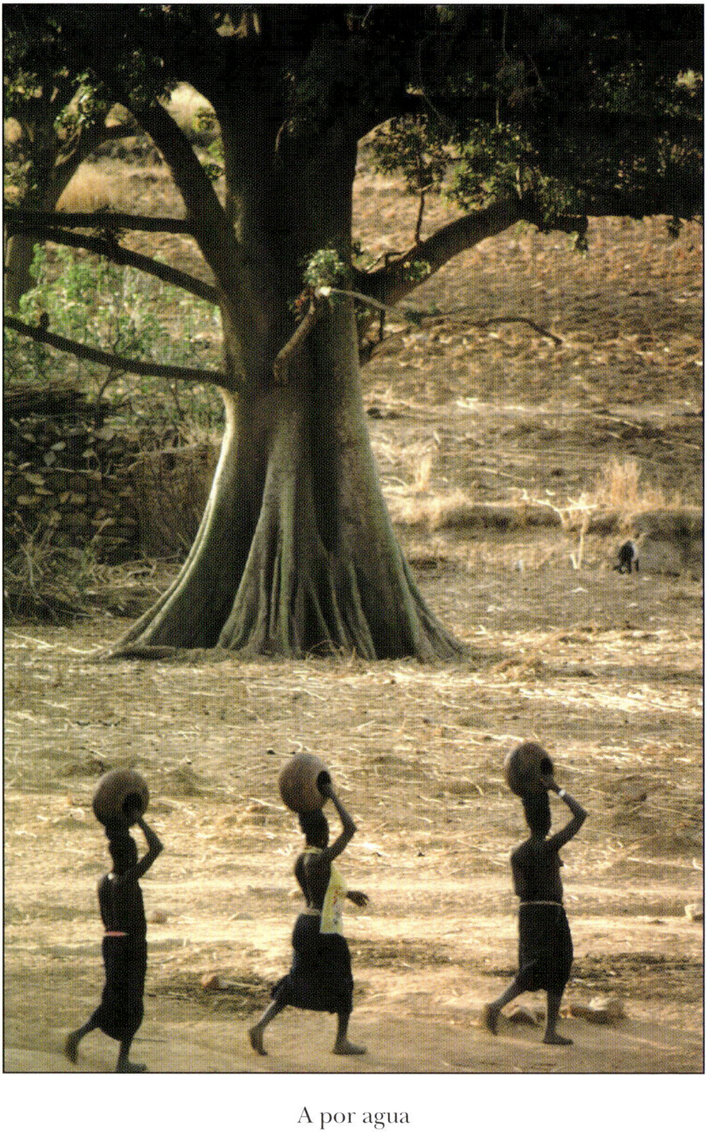

A por agua

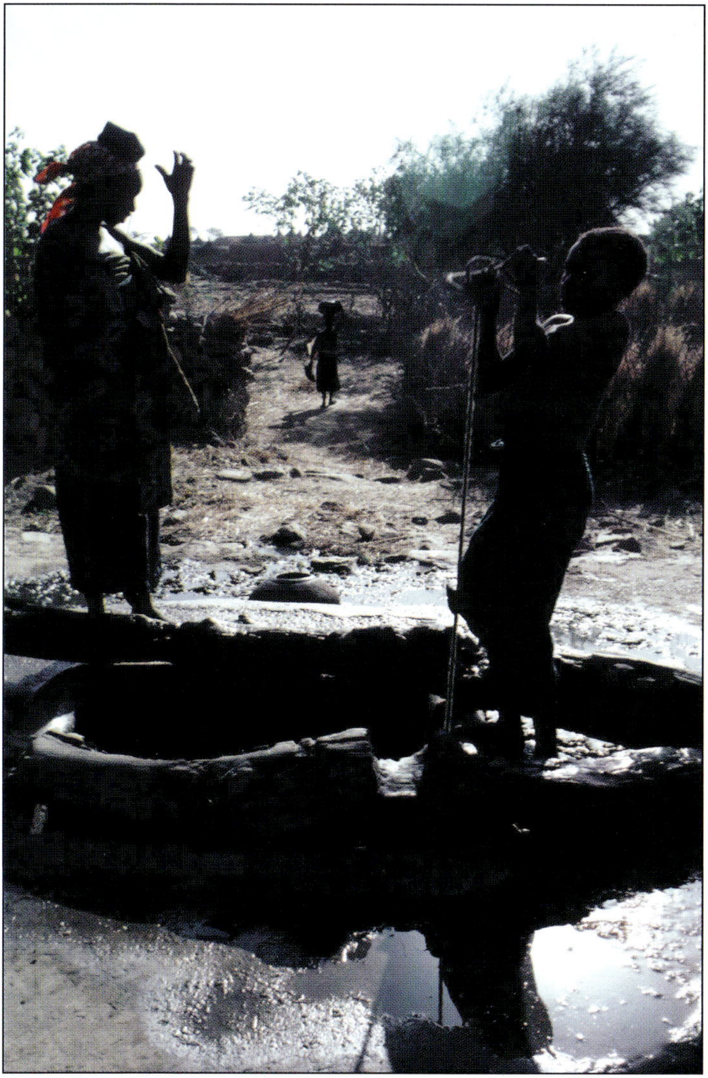

El pozo

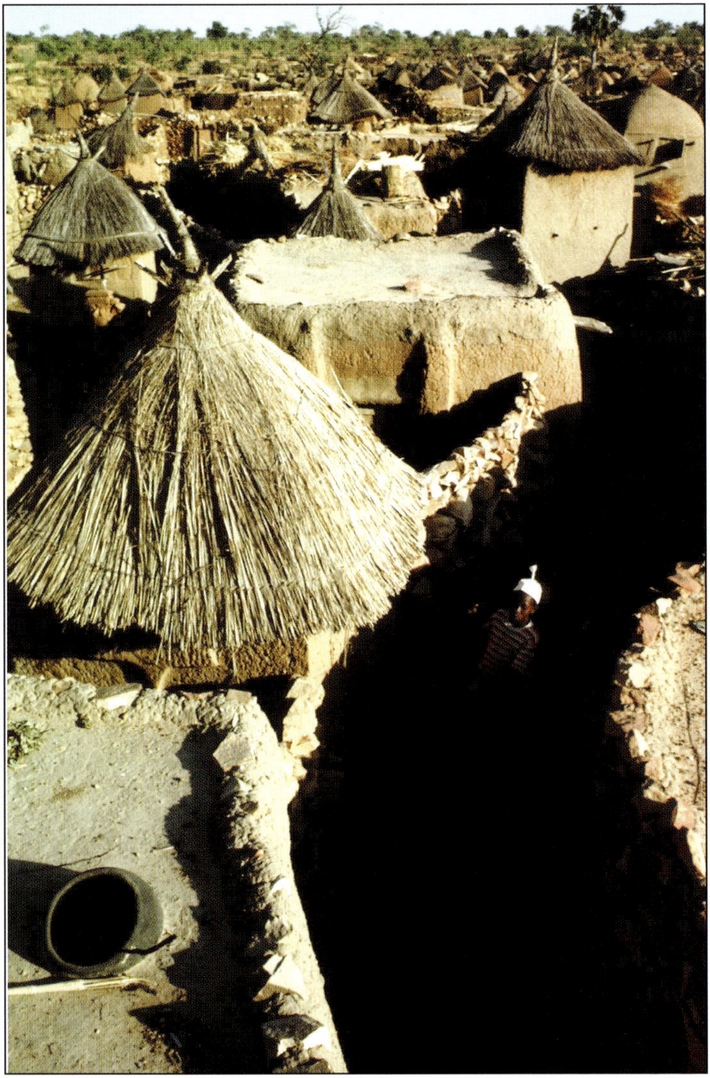

Calle

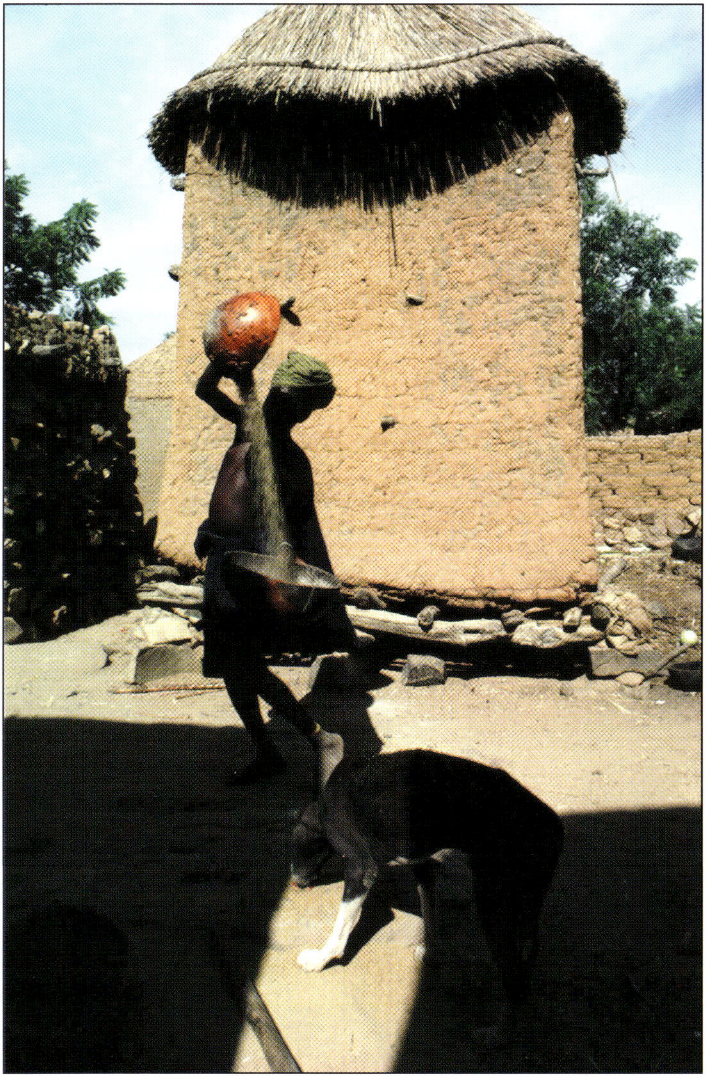

Separando el grano de la paja

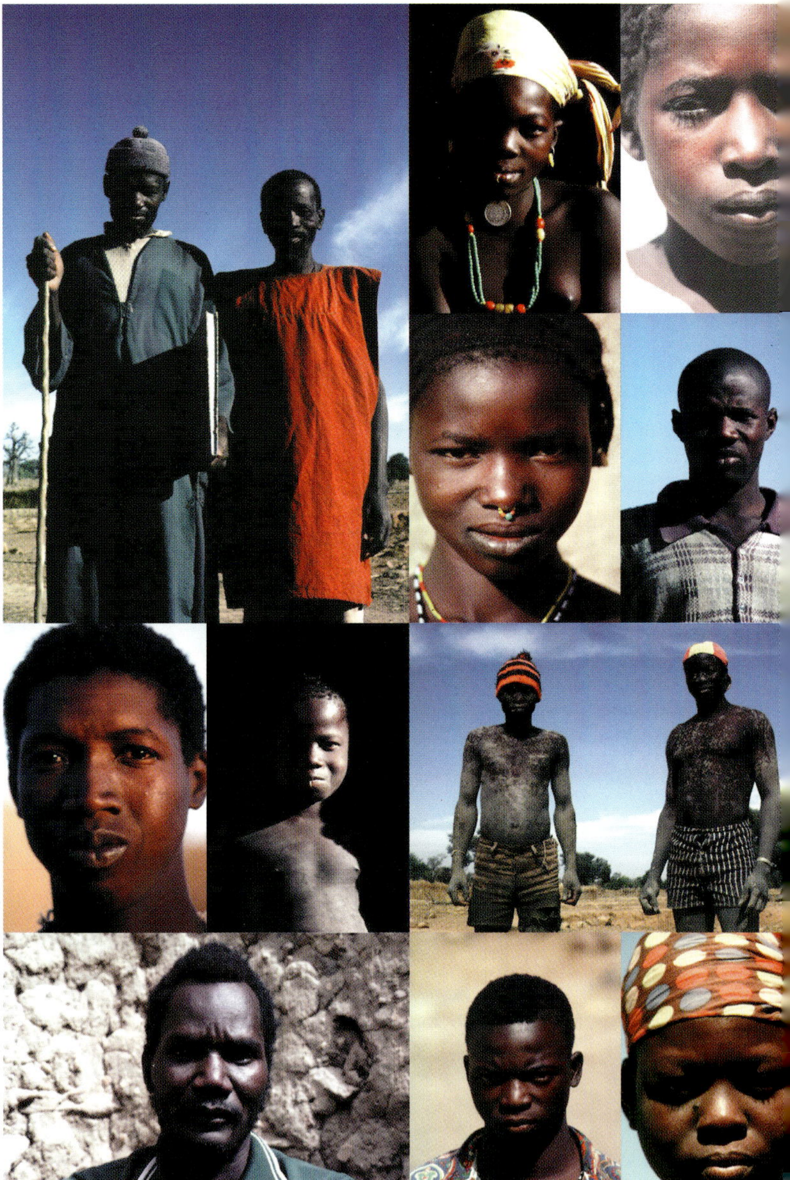

Retratos

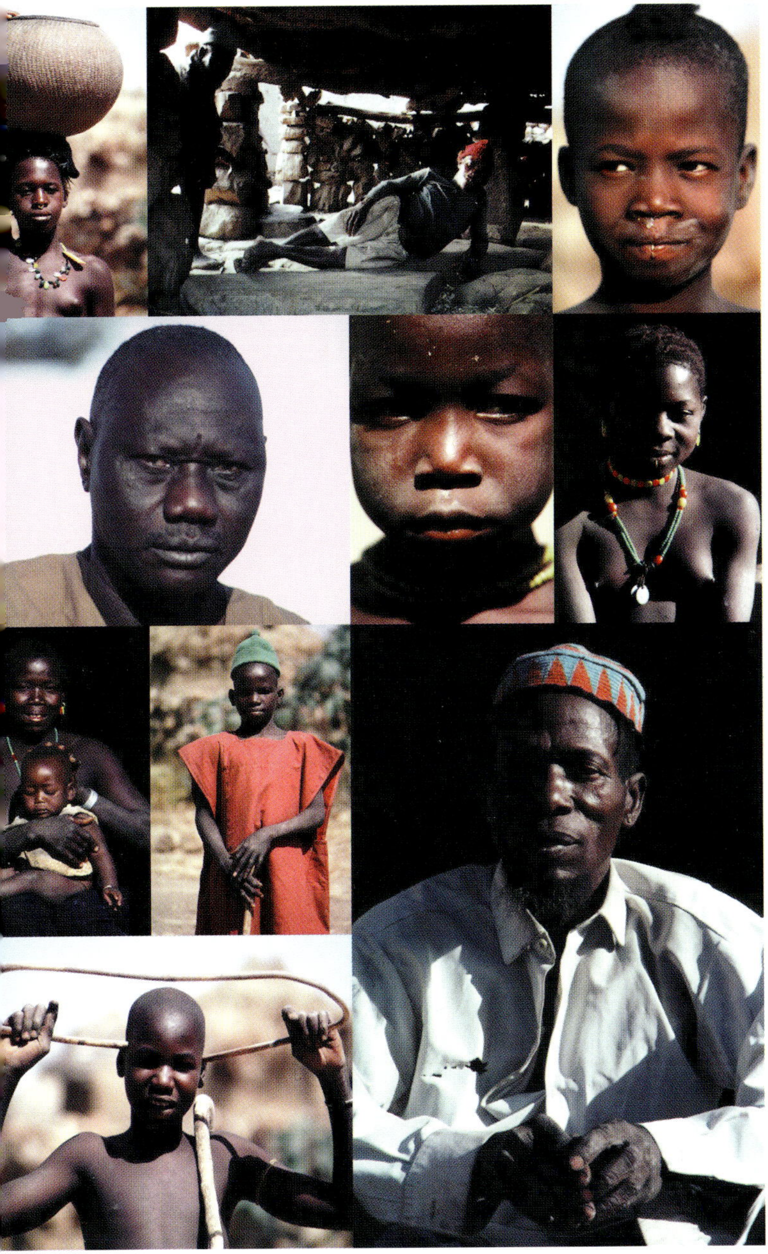

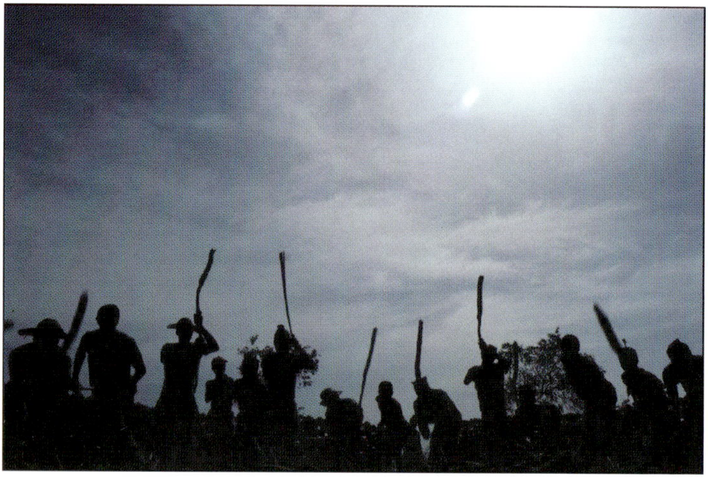

Batiendo el mijo

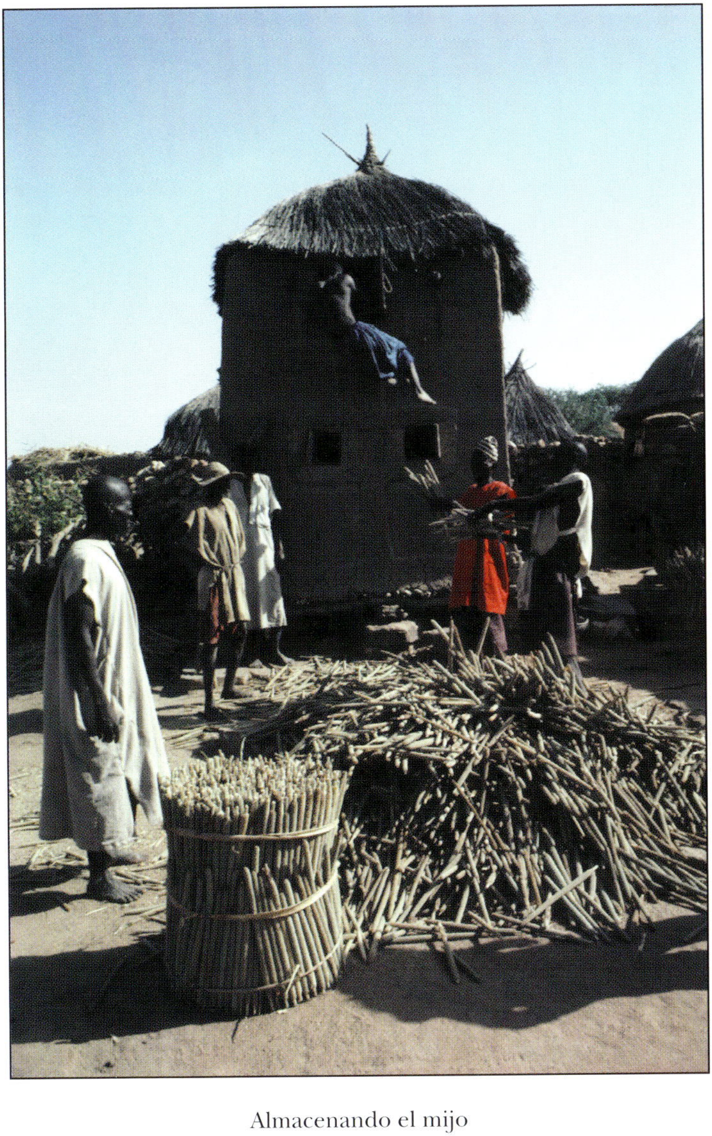

Almacenando el mijo

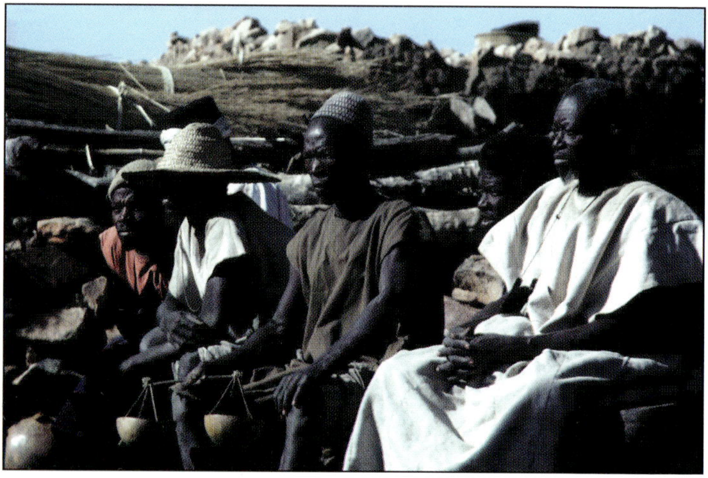

El concejo de los sabios

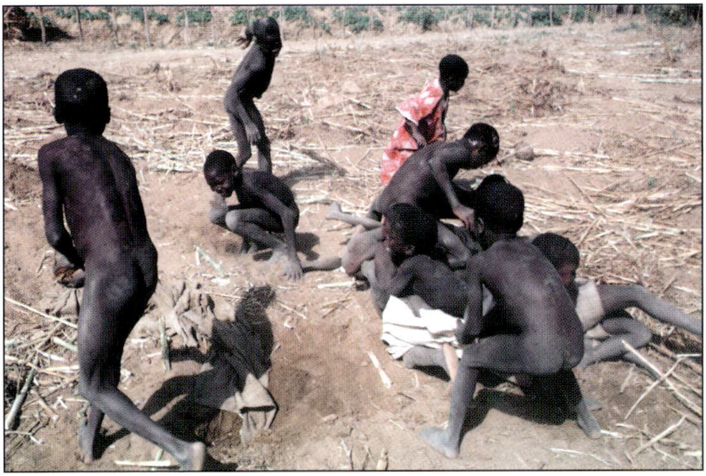

Juegos de niños

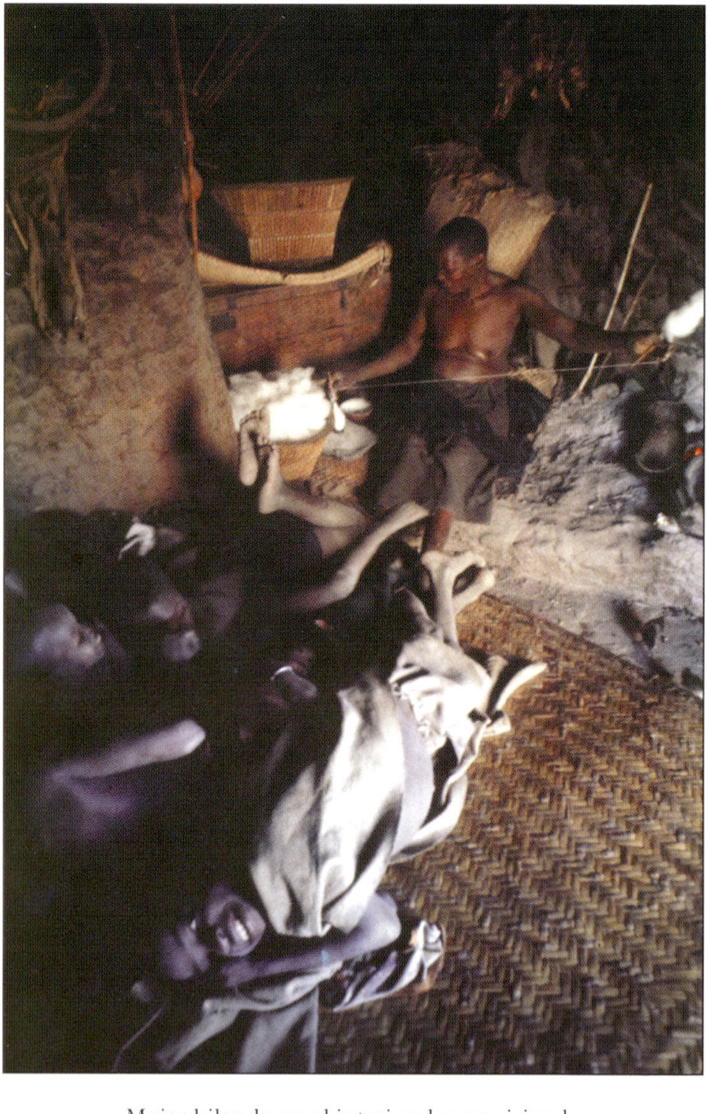

Mujer hilando en el interior de una vivienda